Alexandra Börner,
Klaudia Hinterndorfer

Hypnotisiert!

Selbsthypnose: Der Schlüssel
zum Glück

ZENTRUM
VERLAG

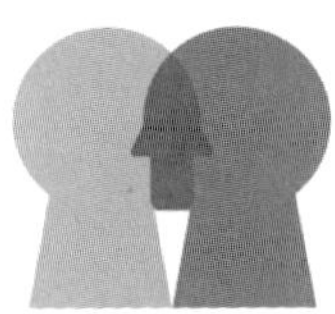

Alexandra Börner,
Klaudia Hinterndorfer

HYPNOTISIERT!

Selbsthypnose: Der Schlüssel zum Glück

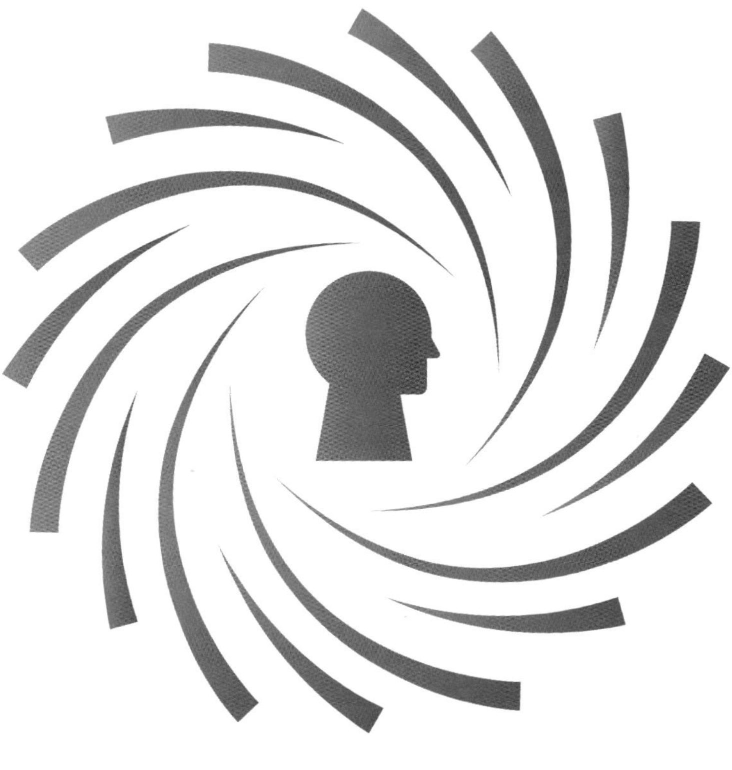

Bibliografische Information der Deutschen Nationalbibliothek: Die Deutsche Nationalbibliothek verzeichnet diese Publikation in der Deutschen Nationalbibliografie; detaillierte bibliografische Daten sind im Internet über http://dnb.dnb.de abrufbar.

ISBN: 978-3-948961-08-4

1. Auflage 2023

Für Verena und unsere Familien

Inhaltsverzeichnis

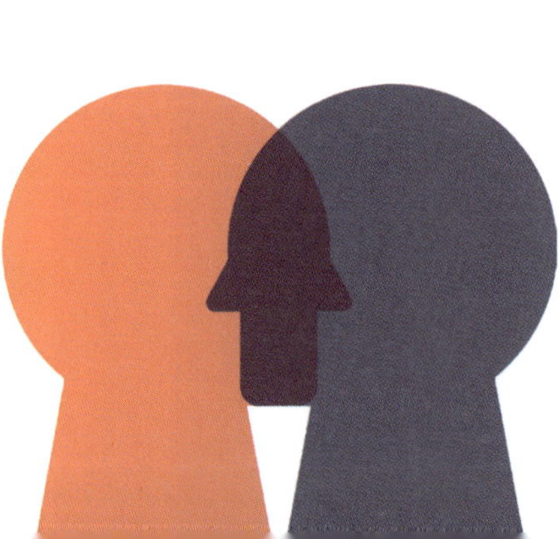

Es scheint immer unmöglich,
bis es getan ist.

[Nelson Mandela]

Die Zukunft hängt davon ab,
was wir heute tun.

[**Mahatma Gandhi**]

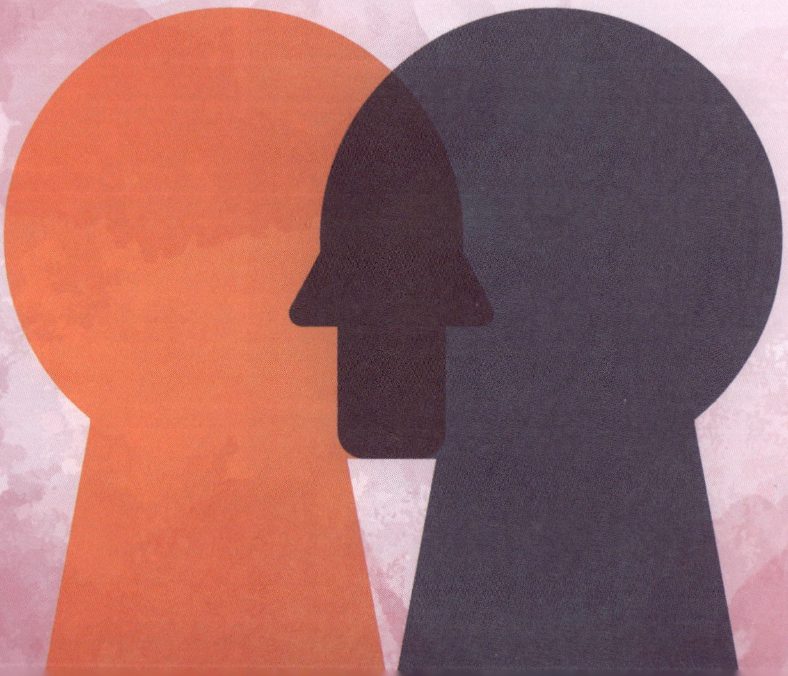

Vorwort

Liebe Leserin, lieber Leser,

Woran denkst du als Erstes, wenn du das Wort „Hypnose" hörst?

Da du dieses Buch gerade in den Händen hältst, gehen wir davon aus, dass du zumindest keine komplett negativen Gedanken mit diesem Begriff assoziierst und dem Thema generell eher aufgeschlossen gegenüberstehst. Nichtsdestotrotz werden wohl nur die wenigsten im ersten Moment daran gedacht haben, dass Hypnose auch als Alternative oder Ergänzung zur klassischen Narkose oder sogar begleitend bei Operationen am offenen Gehirn eingesetzt werden kann.

Dabei kommt es zu genau solchen medizinischen Eingriffen, bei denen Hypnose eine bedeutende Rolle spielt, auch in Krankenhäusern immer häufiger. In französischen, belgischen und niederländischen Krankenhäusern wird Hypnose als Alternative zur Narkose schon seit den 1990er-Jahren erfolgreich angewendet und ist dort inzwischen weit verbreitet.[1]

Bereits 2011 gab Claude Virot, Psychiater und Leiter des Instituts für Forschung und Ausbildung in therapeutisch ausgerichteter Kommunikation, an, dass in Rennes, einer Stadt mit 200.000 Einwohnern

---

1 S. „Hypnose als Alternative zur Narkose", in: NDR.de, https://www.ndr.de/ratgeber/gesundheit/Hypnose-als-Alternative-zur-Narkose,hypnose178.html [17.11.2022].

im Nordwesten Frankreichs, bei etwa der Hälfte aller Operationen Hypnosetechniken zum Einsatz kommen.[2]

Neurochirurgen des Rhön-Klinikums Campus Bad Neustadt haben 2021 erstmals einem Patienten unter hypnotischer Begleitung ohne Narkose einen Hirntumor entfernt. Der Tumor des Mannes befand sich in unmittelbarer Nähe des Sprachzentrums. Um neurologische Ausfälle zu verhindern, entschieden sich die Ärzte für eine Wach-OP, bei der die Sprechfähigkeit des 54-Jährigen wichtige Rückschlüsse auf den Verlauf der Behandlung lieferte. Der Eingriff war ein voller Erfolg. Obwohl der Patient während des gesamten vierstündigen Eingriffs immer ansprechbar war, gab er anschließend an, die ganze Zeit schmerzfrei gewesen zu sein und von der OP selbst nichts mitbekommen zu haben.[3]

Hypnose als medizinisches Hilfsmittel ist jedoch bei Weitem nichts Neues. Dazu muss man wissen, dass vor der Entdeckung der sedativen Wirkung von Äther im Jahr 1846 chirurgische Eingriffe für gewöhnlich stets ohne Betäubung oder Vollnarkose ausgeführt wurden. Um die Patienten trotzdem möglichst ruhigstellen zu können, wurden schon seit 1821 gewisse hypnotische Verfahren angewendet. Der schottische Chirurg James Esdaile beschrieb 1847, dass mittels solcher Methoden die Sterberate bei 345 chirurgischen Eingriffen von 40% auf 5% gesenkt werden konnte.[4]

---

2 S. Cheng, Maria: „Operationen unter Hypnose werden immer mehr“, in: WeLT.de, https://www.welt.de/gesundheit/article13553756/Operationen-unter-Hypnose-werden-immer-mehr.html [17.11.2022].

3 S. „In Trance: Wach-OP bei Hirntumor“, in: Rhön-Klinikum AG, https://www.rhoen-klinikum-ag.com/presse/pressemeldungen/news/article/in-trance-wach-op-bei-hirntumor.html [17.11.2022].

4 S. Faymonville, Marie-Elisabeth: „Hypnose in der Anästhesie“, in: Hypnose – Zeitschrift für Hypnose und Hypnotherapie, Bd. 5 (2010), 111–120.

Auch wenn diese – für viele sicher überraschenden – Zusammenhänge das Potenzial der Hypnose bereits erahnen lassen, fragst du dich nun vielleicht, was das Ganze mit dir zu tun hat.

Nun ja, wäre es nicht praktisch, wenn jeder von uns die Möglichkeit hätte, das mächtige Instrument Hypnose für seine eigenen Ziele und Interessen verwenden zu können? Wenn man ganz nach dem eigenen Geschmack und ohne viel Aufwand sein eigenes Wunschleben kreieren könnte?

Wann immer du in deinem Leben etwas verändern möchtest, kann Selbsthypnose dir helfen, deine Ziele zu erreichen.

Wenn du bereit bist, neue Wege zu gehen und etwas Grundlegendes in deinem Leben zu verändern, dann ist dieses Buch genau das Richtige für dich!

Wir freuen uns sehr, dass du dich für dieses Buch entschieden hast, und möchten dir schon jetzt versprechen, dass auch du die Kunst der Hypnose erlernen kannst. Wir laden dich ein, ein neues Abenteuer zu starten, das in diesem Moment beginnen kann – die Reise zu dir selbst!

Dieses Buch soll dich animieren, Teile in dir selbst zu entdecken, die du bisher noch nicht kanntest. Es soll dir ermöglichen, die Kontrolle über dein Leben zu übernehmen und selbst etwas tun zu können, das dir hilft, ein glückliches und erfülltes Leben zu verbringen.

Lies das Buch so, wie es sich für dich gut anfühlt. Du musst nicht ein Kapitel nach dem anderen oder jeden einzelnen Text lesen. Lies einfach das, was du gerade brauchst.

Wir sind, was wir denken.
Alles, was wir sind, entsteht in
unseren Gedanken. Mit unseren
Gedanken erschaffen wir die Welt.

[Buddha]

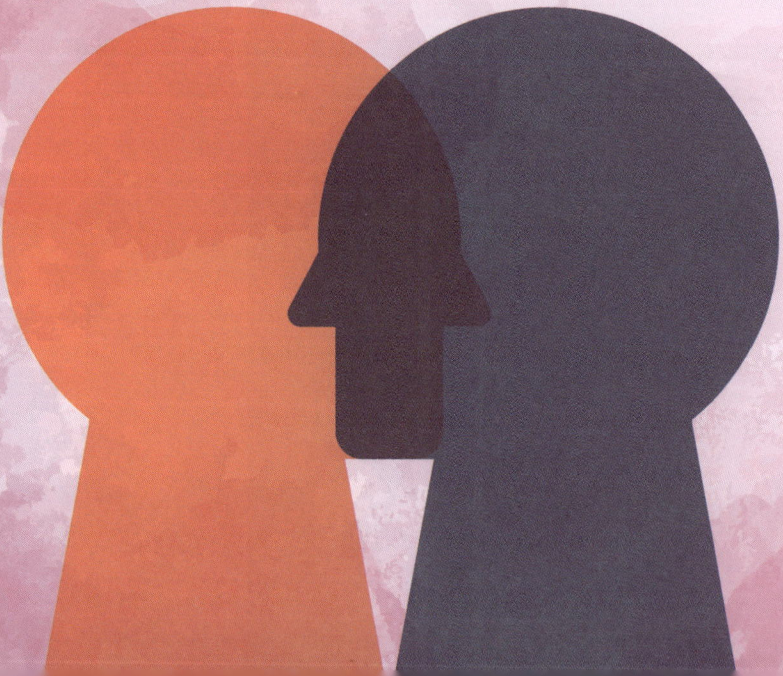

Traumberuf Hypnotiseurin: Über unsere Arbeit im spannendsten Beruf der Welt

Damit du dir ein besseres Bild von uns machen kannst, möchten wir uns zunächst einmal bei dir vorstellen: Wir heißen Alexandra und Klaudia.

Kennengelernt haben wir uns vor einigen Jahren während einer vertiefenden Hypnoseausbildung in Linz. Wir haben uns auf Anhieb gut verstanden und hielten auch nach der Ausbildung regelmäßigen Kontakt. Sehr bald wurde uns bewusst, dass wir beide denselben inneren Antrieb haben: Wir wollen Menschen helfen!

Menschen zu helfen, ist unsere Interpretation von Glück. Höchstwahrscheinlich sind wir auch deswegen beide zur Hypnose gekommen – wenn auch auf sehr unterschiedlichen Wegen.

Ich, Alexandra, bin eigentlich studierte Pädagogin. Ich komme aus einem kleinen Dorf im wunderschönen Tirol, wo ich gemeinsam mit drei Schwestern aufgewachsen bin. Dieses Dorf ist bis heute mein Lebensmittelpunkt.

Bei mir war es meine Mutter, die mich zur Hypnose beziehungsweise zur Arbeit mit dem Unterbewusstsein brachte: Als ich in etwa zehn Jahre alt war, hatte ich zwar viele Interessen, Schule und Lernen gehörten aber leider nicht wirklich dazu. Entsprechend sahen folglich meine Noten aus, was sich natürlich negativ auf meine Motivation auswirkte. Der klassische Teufelskreis!

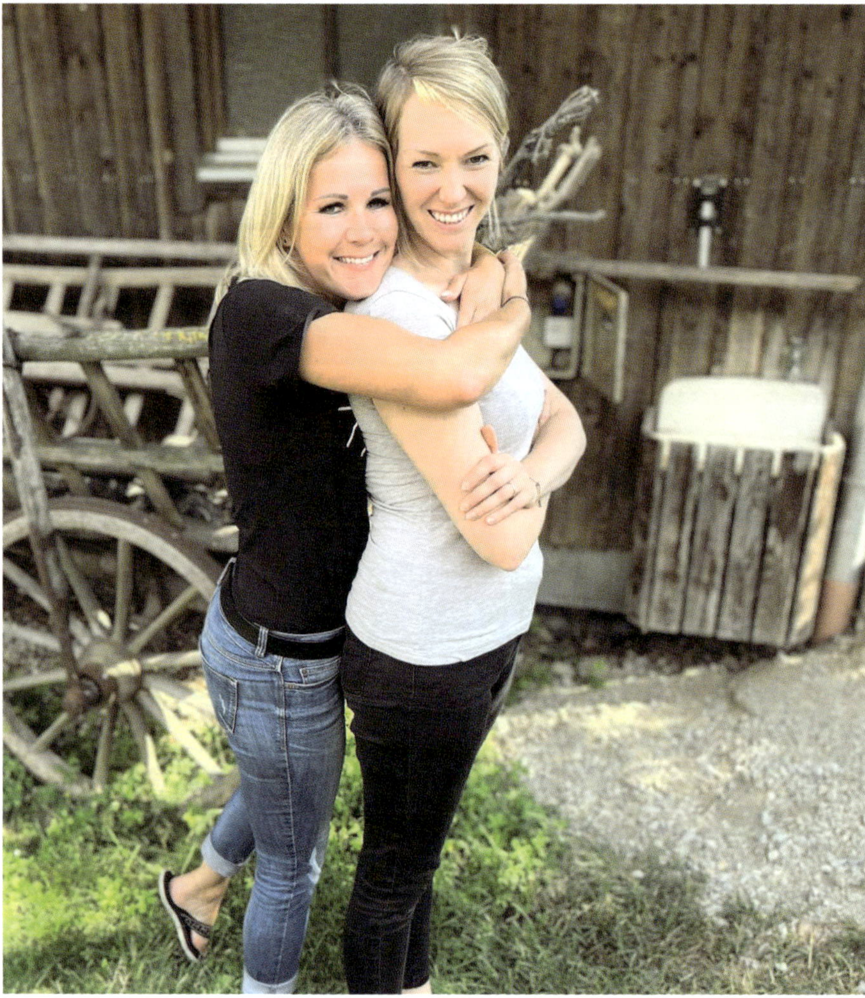

Klaudia (links) und Alexandra

Um diesen zu durchbrechen und um mir zu zeigen, dass auch ich gute Noten und vielleicht sogar Spaß am Lernen haben kann, begann meine Mutter, mich mit auf Traumreisen zu nehmen. Dafür musste ich meine Augen schließen und meine Mutter begann zu beschreiben, wie es wäre, wenn ich in der nächsten Schularbeit ein gutes Ergebnis erzielte. Wie es sich anfühlte, wenn ich diesen Test, vor dem es mich so gegraust hatte, positiv abschließen würde. Wie es mir immer leichter fiele, all die Aufgaben, die mir gestellt wurden, mit Bravour zu meistern, und ich mich von Woche zu Woche immer weiter verbessern würde.

Na ja, was soll ich sagen? Es hat funktioniert: Das Lernen fiel mir mit einem Mal leicht, und ohne es zu wissen, legte meine Mutter so wohl schon damals den Grundstein für meinen späteren Werdegang.

Sie hatte mit ihrer Methode sogar so viel Erfolg, dass ich mich nach der Matura für ein Lehramtsstudium entschied. Rückblickend bin ich mir ziemlich sicher, dass mein 10-jähriges Ich mich wohl schallend ausgelacht hätte, wenn ich ihm damals gesagt hätte, dass ich Schule irgendwann sogar so toll finden würde, dass ich freiwillig Lehrerin werden würde. Dennoch kam es so, und bevor ich mich als Hypnotiseurin selbstständig machte, habe ich einige Jahre als Volksschullehrerin gearbeitet. Gerade bei der hypnotischen Arbeit mit Kindern kommt mir diese Erfahrung auch heute oftmals noch sehr zugute.

Trotzdem merkte ich bald, dass ich noch nicht angekommen war und den innerlichen Wunsch nach einer neuen Herausforderung immer stärker spürte. In welche Richtung es gehen sollte, stand nach unzähligen Büchern über Hypnose schnell fest und so absolvierte ich fasziniert von diesem Thema meinen ersten Grundkurs.

Inzwischen habe ich mehr als ein Dutzend verschiedene Seminare, Ausbildungen und spezifische Vertiefungen abgeschlossen, habe in meiner Praxis erfolgreich mehrere Hundert Menschen behandelt, gebe selbst Hypnose-Ausbildungen sowie Seminare. Und wenn du diese Zeilen liest, habe ich sogar schon ein Buch geschrieben. So kann es doch weitergehen!

Auch mir, Klaudia, war schon früh bewusst, beruflich etwas arbeiten zu wollen, was das Leben meiner Mitmenschen tiefgreifend verändern kann.

Schon immer wollte ich Menschen in unterschiedlichsten Lebenslagen sowie mit verschiedensten Problemen nachhaltig unterstützen.

Mein Interesse an außergewöhnlichen Methoden und Herangehensweisen wurde schon in jungen Jahren geweckt. So war es weder für mich noch für mein Umfeld völlig überraschend, dass ich mich ausgerechnet für den Weg der Hypnose entschieden habe.

Bevor mein Weg in diesem Bereich begann, habe ich viele unterschiedliche Seminare und Fortbildungen besucht und unter anderem eine mediale Ausbildung im Bereich der Energetik abgeschlossen.

Da ich sehr früh Mutter von zwei wundervollen Kindern wurde, hat es seine Zeit gebraucht, bis ich den Schritt in die Selbstständigkeit machen konnte. Seit 2019 arbeite ich in meiner Hypnosepraxis mit Menschen an verschiedensten Themen, was mir sehr viel Freude bereitet.

Wie es meinem Naturell entspricht, darf es in meinem Leben durchaus immer wieder Veränderungen geben. So kam erst kürzlich eine Ausbildung zum Medium dazu, welche meine fachlichen Kompetenzen wieder erweitert. Mit sehr viel Freude biete ich auch Meditationsabende sowie verschiedene Seminare und Workshops an. Genau in dieser Vielfältigkeit meines Angebots sehe ich im Moment meine Zukunft, in der ich aufblühe und in der ich mich voll und ganz entfalten darf.

Während der gemeinsamen Ausbildung haben wir beide deutlich gespürt, dass unser Weg in die Richtung der Hypnose führen wird. Hypnose war für uns beide der Schlüssel, nach dem wir lange gesucht haben. Endlich hatten wir ein Tool kennengelernt, das es uns ermöglichte, Menschen wirklich tiefgehend zu helfen.

Nach und nach entstanden aus unserer Freundschaft immer weitere Projekte. Heute stehen wir an einem Punkt, an dem wir mit Sicherheit sagen können, dass dieses Tool nicht nur in die Hände erfahrener und ausgebildeter Hypnotiseurinnen und Hypnotiseure gehört, sondern sehr vielen Menschen helfen kann.

Wir haben mittlerweile schon mehrere Hundert Hypnosesitzungen geleitet, Ausbildungen gegeben und Hypnosen aufgenommen und wissen deshalb, dass nahezu jeder Mensch zur Hypnotiseurin oder zum Hypnotiseur werden kann.

Genauso wie jeder von uns völlig unterschiedlich ist, sind auch die Bedürfnisse und Wünsche jedes Einzelnen unglaublich individuell. Und wer könnte besser wissen, was einen Menschen gerade beschäftigt, als er selbst.

Hypnose an sich ist sehr vielseitig und bietet unendliche Möglichkeiten. Deshalb gibt es viele Gründe, warum Menschen uns kontaktieren. Die Bandbreite beginnt bei körperlichen Beschwerden und reicht hin bis zu seelischen Problemen. Ein sehr häufiges Thema sind unangenehme Angewohnheiten, die durch Hypnose endlich losgelassen werden können. Darunter fallen Angewohnheiten wie das Rauchen, Stress oder auch falsche Ernährungs- oder Sportgewohnheiten.

Hin und wieder erstaunt es uns auch nach Jahren immer noch, wie sich Menschen und auch Lebensumstände nach nur einer Hypnosesitzung entwickeln und verändern können.

Im Allgemeinen kann man sagen, dass sich mit jedem Mal, wenn ein Mensch sich in einem hypnotischen Trancezustand befindet, die vollkommene Entspannung vertieft. Das bedeutet, dass jede weitere Hypnose tiefer und intensiver wirken kann. Hypnose beeinflusst die Weiterentwicklung des Menschen auf eine ganz individuelle Art.

Natürlich ist es so, dass wir zwei sehr viel Kraft und Energie in unsere Arbeit investieren.

Genauso wie wir aus Liebe anderen Menschen helfen, Dinge in ihrem Leben zu verändern, solltest du aus Liebe zu dir selbst die

Entscheidung treffen, endlich bereit zu sein, deinem Geist zu geben, was er sich wünscht. Denn wie du bestimmt weißt, sind wir mehr als nur ein Körper, der Probleme haben kann. Unser Geist und unser Körper sind eine Einheit.

Durch Hypnose wirst du einen Weg finden, deinen Geist zu erreichen. Dabei wirst du merken, wie viel du dir selbst zurückgibst, wenn du eine innere Entscheidung triffst und dich bereit machst für diesen neuen Weg.

Aus tiefstem Herzen sind wir täglich dankbar dafür, dass wir die Möglichkeit zu hypnotisieren für uns entdeckt haben. Doch noch viel glücklicher sind wir, jetzt diesen Weg mit dir teilen zu dürfen. Wir hoffen, dir durch dieses Buch einen Einblick in die Welt der Hypnose zu gewähren und dir dabei zu helfen, dass auch du deine Ziele endlich erreichen wirst.

Oft müssen auch wir unsere Komfortzone gemeinsam mit unseren Klienten verlassen und uns auf völlig Neues einlassen. Genau das legen wir auch dir jetzt ans Herz. Wir laden dich ein, einen Schritt aus deiner Komfortzone zu machen und herauszufinden, was es über den Tellerrand hinaus zu entdecken gibt.

Vielleicht bist du schon jetzt bereit, diese innere Entscheidung zu treffen, keine Ausreden zuzulassen und deinen Plan in die Tat umzusetzen. Jetzt könnte genau der richtige Zeitpunkt sein, um diesen Entschluss zu fassen, der dein Leben grundlegend verändern wird.

Finde den Weg zu deinem Innersten!

Teil 1

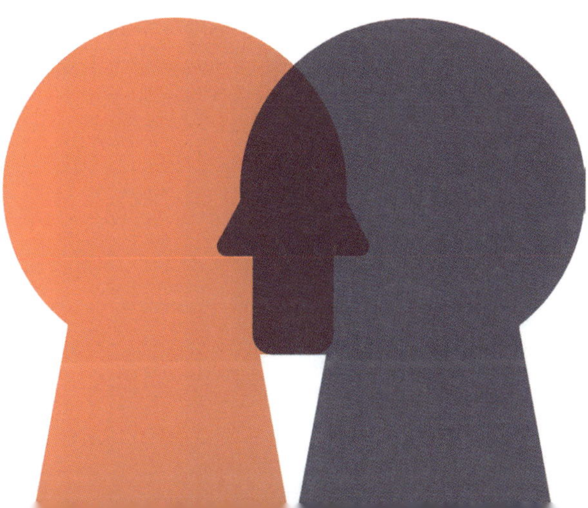

Unser Leben ist das Produkt unserer Gedanken.

[Marcus Aurelius]

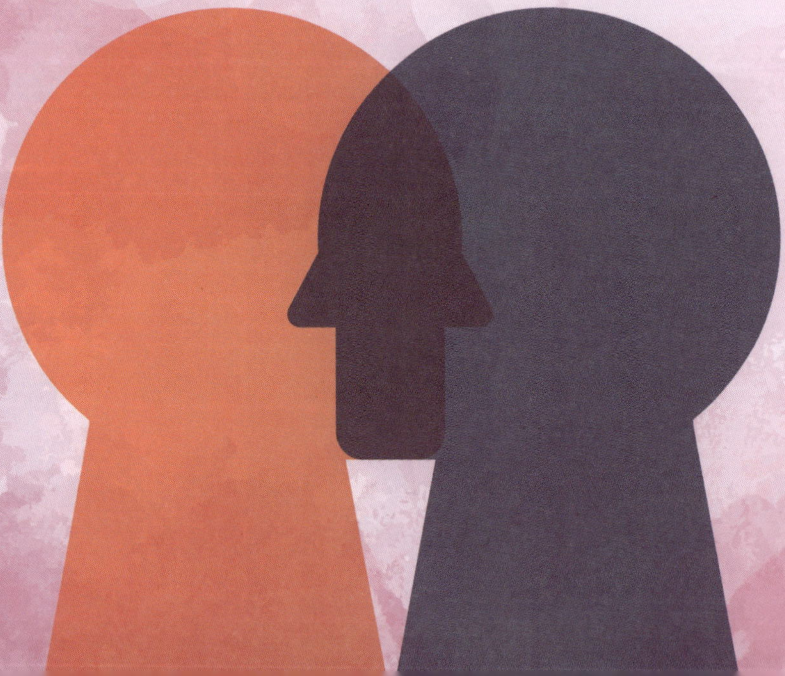

It's your choice: Mach das Beste aus deinem Leben!

Hypnotisiert! – Schon am Titel kannst du erkennen, dass es in diesem Buch um die Grundlagen der Hypnose und darum geht, wie auch du sie für deine Zwecke nutzen kannst. Es soll dir aber nicht nur dabei helfen, neue Wege zu entdecken und deine Gedanken zu erweitern, es soll dir auch dabei helfen, deinen Blickwinkel zu verändern.

Bevor wir loslegen, solltest du dir deshalb schon jetzt eines klar machen: Du selbst bist der wichtigste Mensch in deinem Leben! Auch wenn dieser Gedanke zunächst möglicherweise etwas arrogant klingen mag, ist er doch von elementarer Bedeutung, wenn es darum geht, ein glückliches Leben zu führen. Erlaube dir also unbedingt, dir einzugestehen, wie wichtig es ist, sich gut um sich selbst zu kümmern: Indem du auf dich selbst achtest, tust du der Welt etwas Gutes. Das mag sich im ersten Moment vielleicht komisch anhören. Daher nimm dir ruhig einen Augenblick Zeit, um darüber nachzudenken.

Wir wollen es einmal so erklären: Bestimmt kennst du das Sprichwort: „Jeder ist seines eigenen Glückes Schmied." Demzufolge liegt es zuerst in deiner eigenen Verantwortung, dich selbst glücklich zu machen. Um glücklich sein zu können, musst du dich aber in einem Umfeld bewegen, das dir die Grundvoraussetzungen für dein eigenes Glück auch möglich macht. Sobald du erkennst, dass dein eigenes Glück hauptsächlich von dir selbst abhängt, wirst du beginnen, dein Umfeld positiv zu beeinflussen, um dir selbst die Rahmenbedingungen für dein eigenes Glück zu schaffen. Du gibst also automatisch einen Teil deiner positiven Energie an deine Umwelt ab, um deine eigenen Ziele einfacher erreichen zu können. Die Menschen um dich herum werden dich dann höchstwahrscheinlich als positive, offene und freundliche Person wahrnehmen und sie werden diese Haltung auch zurückspiegeln. Sie werden dir bereitwillig bei der Lösung deiner Probleme zur Hand gehen und vielleicht sogar besser gelaunt durch ihr eigenes Leben gehen. Häufig musst du dann nicht einmal um Hilfe bitten, da deine Mitmenschen dir gegenüber plötzlich so offen sein werden, dass sie von sich aus auf dich zukommen werden.

Du siehst also: Indem du mehr auf dich selbst achtest und die Verantwortung dafür übernimmst, dass es dir selbst gut geht, veränderst du oftmals auch dein Umfeld zum Positiven. Diejenigen, die sich verantwortlich fühlen, achten somit nicht nur besser auf sich selbst, sondern auch auf ihre Mitmenschen und ihre Umwelt. Ist das nicht großartig?

Verantwortungsbewusste Menschen – das ist es, was für dich selbst, für deine Mitmenschen und für die ganze Welt wichtig ist. Dabei solltest du dir aber bewusst sein, dass Verantwortung hier auf keinen Fall diesen negativen Beigeschmack hat, der das Wort häufig begleitet. Ganz im Gegenteil! Es ist lediglich die Verantwortung, die du dir selbst schuldest – die Verantwortung, glücklich zu sein. Indem du auf dich achtest, deine Ziele erreichst und glücklich bist, wirst du diese gute Energie auch in dein Umfeld abgeben und auch die Menschen um dich herum werden ein glücklicheres Leben führen.

Neue Wege zu entdecken und sich bereit dafür zu machen, etwas für sich zu tun, um eine positive Veränderung im Leben herbeizuführen – das ist, was zählt.

In diesem Buch kannst du neue Wege finden, auch dann, wenn du vielleicht gerade das Gefühl hast, nicht mehr weiterzukommen. Ganz besonders dann, wenn du glaubst, irgendetwas nicht schaffen zu können, ist es wichtig, dass du deine Energiereserven mobilisieren kannst. Wenn du jetzt gerade nicht weißt, wie das funktionieren könnte, macht es nichts. Wenn man immer im Vorhinein wüsste, wie man seine Probleme löst, dann würde es wohl keine Probleme geben. Die Lösung muss manchmal erst gefunden werden.

Du findest hier verschiedene Tools, um bestmöglich an dir arbeiten zu können, damit auch du auf die Sonnenseite des Lebens wechseln kannst.

Wir freuen uns sehr, dir das Wissen, das wir uns in den letzten Jahren in diese Richtung aufgebaut haben, weitergeben zu können, und hoffen, damit möglichst viele Menschen unterstützen zu können, sich wieder selbst zu finden.

Jeder Mensch ist der Architekt seiner eigenen Zukunft.

[Sallust]

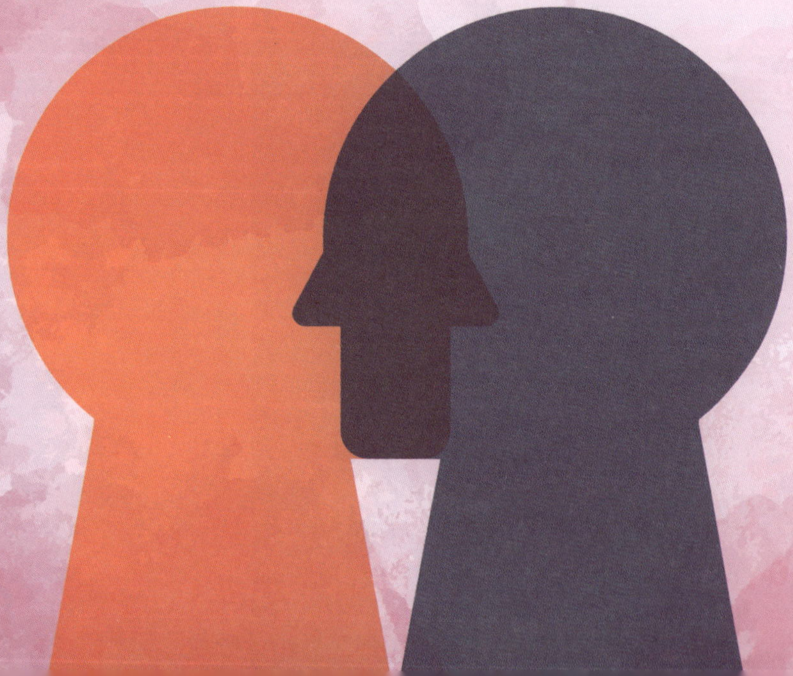

Let's do it: Handeln als Schlüssel zum Erfolg

Auf sich selbst zu achten, ist äußerst wichtig. Trotzdem haben wir alle schon oft an uns gezweifelt. In jedem von uns tauchen von Zeit zu Zeit Fragen auf, die uns unsere Energie rauben. Fragen, die vielleicht auch du kennst:

- Kann ich etwas Sinnvolles oder Bedeutendes aus meinem Leben machen?
- Bin ich gut genug?
- Werden sich meine eigenen Herzenswünsche erfüllen?
- Kann ich das schaffen?

Die Antwort auf alle Fragen, die du dir stellst, ist ganz einfach: Vielleicht!

Das mag im ersten Moment nicht das sein, was du gerne gehört hättest. Aber lass uns einmal genauer darüber nachdenken. Fakt ist, dass all diese spannenden Fragen solange unbeantwortet bleiben, bis wir versuchen, Antworten darauf zu finden. Wenn wir uns dann die Zeit dafür nehmen und Antworten gefunden haben, indem wir Dinge in unserem Leben ausprobieren, herausfinden und versuchen, können diese Fragen mit Sicherheit beantwortet werden.

Sicher ist Folgendes: Wer viel für sich und seine Wünsche tut, wird daraus lernen und daran wachsen. Das bedeutet, dass jeder Versuch, die eigenen Wünsche und Ziele zu erreichen, nur positiv enden kann. Man kann dadurch entweder sein Ziel erreichen oder man lernt und findet einen Weg, wie man sein Ziel NICHT erreichen kann. Aber auch so gewinnt man. Jeder Versuch, die eigenen Ziele zu erreichen, kann also viel Positives mit sich bringen.

Aber warum ist es dann so, dass viele Menschen scheinbar auf all das Positive in ihrem Leben verzichten und einfach vor sich hinvegetieren? Sie haben aufgehört, große Träume zu haben, und nehmen ihr Leben stattdessen einfach hin, wie es eben gerade ist – egal, ob dieser Istzustand großartig und wunderbar ist oder eher durchschnittlich und nicht sonderlich erfüllend.

Häufig ist es so, dass wir zu sehr mit der Außenwelt beschäftigt sind und uns und unsere eigenen Bedürfnisse vollkommen vergessen und hintanstellen.

Wenn du jetzt denkst, dass du dieses Gefühl kennst, immer zu funktionieren und es immer allen recht zu machen, dann bist du nicht allein. Viele Menschen haben dieses Muster erlernt und ignorieren dabei häufig sogar ihr eigenes Bauchgefühl, ihre Intuition. Diese Stimme im Inneren wird dann so lange ignoriert, bis sie kaum noch hörbar ist.

Immer wieder stellen wir die eigenen Bedürfnisse und Wünsche zurück. Oft haben wir schon früh gelernt, an erster Stelle auf andere zu achten. Das ist ein erlerntes Muster, welches tief in unserem Unterbewusstsein abgespeichert wurde.

Die gute Nachricht ist, dass alles, was jemals in deinem Unterbewusstsein als „wahr" abgespeichert wurde, auch jederzeit wieder verändert werden kann. Unser Unterbewusstsein ist keine Einbahnstraße, es funktioniert immer in beide Richtungen. Du kannst dir also Muster aneignen, die für dich förderlich sind, und sie dann wieder hinter dir lassen. Und du kannst auch Angewohnheiten, die für dich schlecht sind, einfach wieder verändern. Ist das nicht wunderbar?

Das bedeutet nicht, dass du nicht mehr auf deine Mitmenschen achtgeben solltest. Es bedeutet aber, dass du zuerst auf dich selbst achten solltest. Du kannst es dir vorstellen wie bei einem Brunnen. Du kannst der Brunnen sein und all den Inhalt immer an andere abgeben, bis der Brunnen leer ist und du dich vielleicht miserabel und ausgelaugt fühlst. Du könntest aber auch ein Brunnen sein, der sich selbst zuerst füllt und alles, was überläuft, mit Freude an seine Umwelt abgibt.

Alles beginnt in dir selbst. Dazu braucht es Zeit, um zu reifen, Ideen, die es möglich machen, und Energie, um es umzusetzen. Es macht also durchaus Sinn, darüber nachzudenken, was du dir wünschst, was deine Bedürfnisse sind und was dich erfüllt. Denn dann kannst du es schon bald mit den richtigen Tools angehen und (fast) alles möglich machen. Nimm dir Zeit nur für dich, sei es dir selbst wert!

Fange jetzt an, etwas zu verändern. Alles, was du dazu brauchst, weißt du bereits. Lass dich auf neue Abenteuer ein, wenn es sich richtig anfühlt. Trau dich, Dinge zu tun, die du immer wieder aufschiebst. Irgendwann, wenn du zurückblickst, wird es dich mit Glück und Freude erfüllen, es einfach getan zu haben.

Es ist Zeit für neue Wege und das Wichtigste an neuen Wegen ist, dass es DEINE Wege sind. Es gibt unglaublich viele Wege, die „richtig" sein können. Das Entscheidende ist, dass du die Wege entdeckst, die für dich richtig sind, und dann heißt es einfach: TUN!

Dieses Buch enthält wertvolle Tipps, um diese Veränderungen möglich zu machen. Finde heraus, welche davon am besten zu dir und deiner Situation passen, um sie zu nutzen. So kannst du deinen Zielen mit jedem kleinen Schritt immer näher und näher kommen.

Du bist deine eigene Grenze,
erhebe dich darüber.

[Hafis]

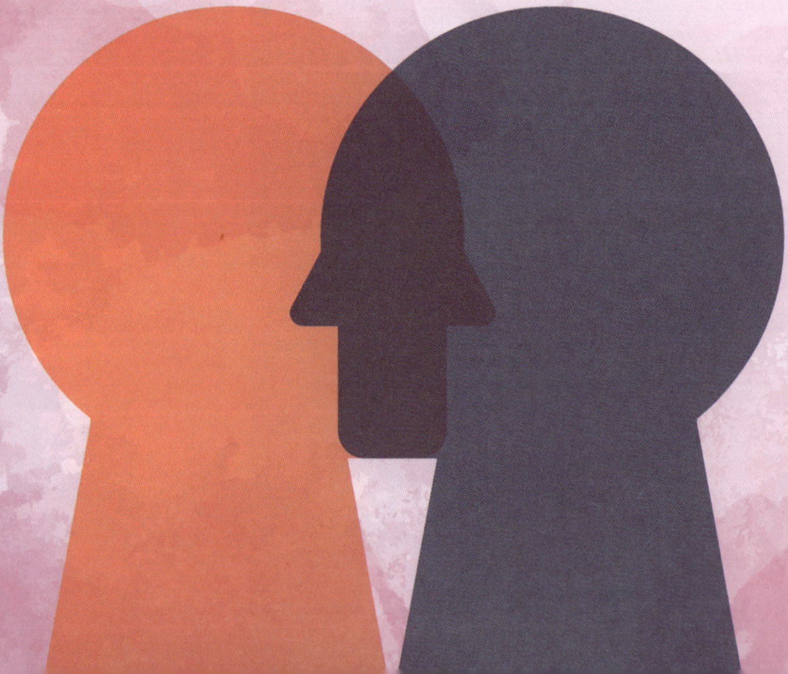

Hypnose: Humbug oder Allheilmittel?

Schnipp und schlaf! Der Kopf eines 190 cm großen Mannes fällt nach vorne, der Körper sackt irgendwo, deutlich sichtbar, in sich zusammen. Die zierliche Person, die davorsteht, hält den Kopf dieses großen Mannes und schaukelt ihn sanft hin und her.

Hypnose!

So etwas, wie hier beschrieben wurde, ist das, was sich die meisten Menschen zum Thema Hypnose vorstellen können. In Wahrheit ist dieser Teil der Hypnose wohl der Unwichtigste. Denn Hypnose kann so viel mehr.

Was Hypnose alles kann und warum sie auch dir dabei helfen kann, dein Leben von Grund auf zu verändern, wirst du in diesem Buch erfahren.

Zuerst möchten wir dir aber kurz erklären, warum wir behaupten, dass Hypnose etwas ist, was jeder beherrschen sollte. Wir haben die Magie der Hypnose mittlerweile unzählige Male bei unseren Klienten erlebt und auch selbst schon großartige Erfolge damit erleben dürfen.

So habe ich, Alexandra, unter anderem mit 18 einen Gehörsturz gehabt, der fast zehn Jahre meines Lebens einen Tinnitus zur Folge hatte. Nach circa einem Monat intensiver hypnotischer Arbeit an meinem Tinnitus konnte ich das störende Geräusch nicht mehr wahrnehmen. Es könnte durchaus sein, dass ich immer noch einen Tinnitus habe, ihn jetzt jedoch schlicht nicht mehr höre. Er stört nicht und das ist alles, was ich erreichen wollte.

Du fragst dich jetzt bestimmt, wie so etwas funktioniert, und vielleicht auch, warum man es dann nicht einfach bei jedem Menschen so macht.

Darauf gibt es leider keine einfache Antwort, denn Hypnose ist komplex. Sie kann bei Menschen, die bereit dafür sind, Berge versetzen, kann aber auch bei anderen alles beim Alten lassen. Wie du einer der Menschen werden kannst, der durch Hypnose unvorstellbare Dinge erleben kann, findest du in diesem Buch heraus.

Vielleicht möchtest du schon jetzt ein kleines Experiment dazu machen? Dieses hat zwar wenig mit Hypnose zu tun, doch trotzdem wird dir dabei sehr deutlich die Macht unserer Gedanken demonstriert.

Wenn du es probieren möchtest, dann stell dir jetzt eine wunderbare grüne Limette vor. Schließ dazu gerne deine Augen, sobald du die folgenden Zeilen gelesen hast. Stell dir diese Limette so bildlich wie möglich vor. Vielleicht kannst du dir die Schale vorstellen, kannst sogar fühlen, ob sie rau ist oder glatt. Betrachte sie in deiner Vorstellung ganz genau. Finde heraus, wie sie aussieht, wie sie sich anfühlt. Stell dir jetzt vor, wie du die Limette mit einem großen Messer aufschneidest und dir ein mundgerechtes Stück abschneidest. Rieche jetzt einmal an deiner Limette. Nun traust du dich und beißt schnell in diese grüne, saftige und säuerliche Limette. Nimm jetzt bewusst wahr, was sich für dich verändert hat.

Wahrscheinlich hast du schon beim Durchlesen bemerkt, wie dein Körper augenblicklich auf deine Gedanken reagierte und mehr Speichel produzierte.

Wenn du das Gleiche mit geschlossenen Augen noch einmal machst, wird es vermutlich sogar noch besser funktionieren. Das ist deshalb so, weil die visuellen Eindrücke, die du über deine Augen erhältst, deinen Geist nicht mehr ablenken. So kann dein Körper noch besser auf deine Gedanken reagieren.

Unser Geist verarbeitet dauerhaft alle Eindrücke um uns herum und unser Unterbewusstsein reagiert darauf – immer.

Ob du es möchtest oder nicht, die Neuronen in deinem Gehirn arbeiten immer. Das heißt, dein Körper reagiert auf alles, was du bewusst und nicht bewusst aufnimmst.

Noch ein kleiner Test gefällig?

- Haus
- Auto
- Banane

Mit großer Sicherheit hattest du diese Wörter gerade als Bild in deinem Kopf. Alles, was du deinem Geist als Input gibst, wird dauerhaft und extrem schnell verarbeitet.

Genau deshalb ist es umso wichtiger, positive Inputs in deinen Kopf einzugeben, damit dein Körper darauf positiv reagieren kann.

Das Glück deines Lebens hängt von der Beschaffenheit deiner Gedanken ab.

[Marcus Aurelius]

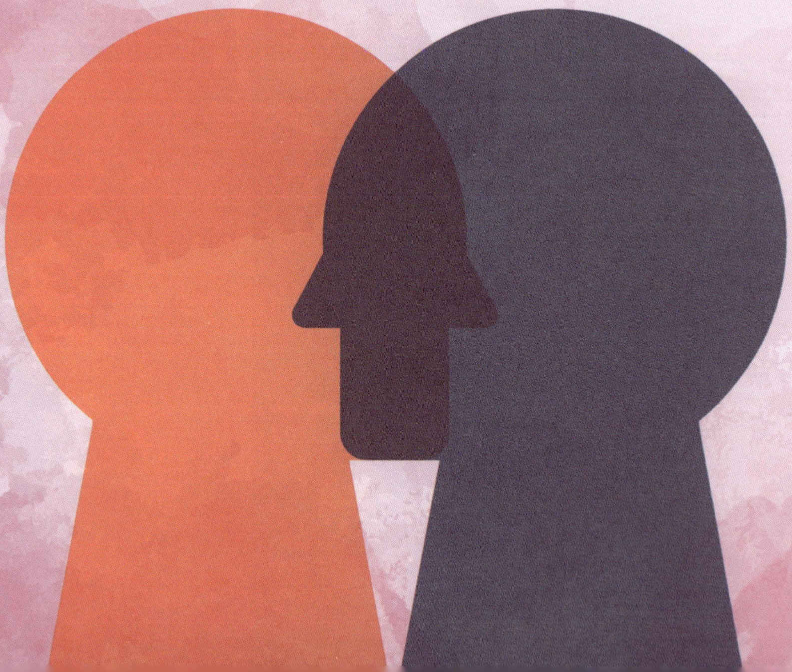

Hypnose: So funktioniert's!

Am Beginn unserer Arbeit mit Hypnose haben wir häufig von Verwandten, Bekannten und Freunden gehört, dass sie sich unter Hypnose nichts vorstellen können. Das einzig Vorstellbare für viele war, dass man umfällt und anschließend von nichts mehr weiß.

Der Begriff Hypnose leitet sich vom altgriechischen Wort „hypnos" ab und bedeutet so viel wie „Schlaf".[5] Und genau das – so dachten viele unserer Bekannten – sei Hypnose: ein schlafähnlicher Zustand der Willenlosigkeit.

Des Weiteren haben wir oft die Meinung gehört, dass der Hypnotisierende dann einfach alles machen könne, was er wolle. Das „Opfer" sei quasi vollständig ausgeliefert.

In Wahrheit haben all diese Vorurteile mit Hypnose im eigentlichen Sinn eher wenig zu tun. Trotzdem verstehen wir, woher diese falschen Annahmen kommen. Des Rätsels Lösung lautet in diesem Fall meistens: Showhypnose. In Showhypnose-Vorführungen wird es vom Hypnotisierenden bewusst und sehr faszinierend so dargestellt, als würde der Hypnotisand – also die Person, die hypnotisiert wird – alles machen, was ihm aufgetragen wird. Natürlich haben auch solche Vorstellungen ihre Berechtigung. Sie haben jedoch mit einer seriösen Hypnosesitzung nur wenig gemeinsam.

---

[5] S. Meinhold, Werner J.: *Das große Handbuch der Hypnose. Theorie und Praxis der Fremd- und Selbsthypnose*. 11. Aufl. Kulmbach: ML Verlag, 2015 [1. Aufl. Kreuzlingen: Ariston Verlag: 1980], S. 34.

Du fragst dich an dieser Stelle sicherlich, warum diese Vorführungen funktionieren, wenn nichts dran ist an dieser Showhypnose. Das Ganze gelingt im Regelfall aus mehreren Gründen.

Der erste und wohl wichtigste Grund liegt darin, dass die meisten Menschen, die bei einer Showhypnose anwesend sind, üblicherweise innerlich keine Hemmungen gegen das haben, was geschieht. Alle Zuseher wollen sich faszinieren lassen. Wenn man dann auserwählt wird und auf die Bühne kommt, hat man innerlich beziehungsweise unbewusst keine Einwände, bisweilen seltsam erscheinende Dinge zu tun wie zu gackern oder in eine Zwiebel zu beißen, wie es bei unterschiedlichen Showhypnosen vorgeführt wird.

Zusätzlich ist die Erwartungshaltung aller anderen Zuseher groß. Auch deshalb kommt es nur selten vor, dass Probanden, die zuvor natürlich durch Tests sorgfältig ausgewählt wurden, die entsprechenden Befehle nicht ausführen. Diese Tests, die zuvor mit dem ganzen Publikum durchgeführt werden, zeigen in der Regel sehr genau, welche Personen besonders suggestibel, also aufnahmefähig, sind und deshalb im Normalfall schnell in Hypnose gehen können.

Als Unterstützung werden dazu noch Einleitungen verwendet, die sehr kurz sind und die Personen schnell in einen Trancezustand versetzen. Diese sogenannten Blitzinduktionen sind für Showhypnose-Vorführungen besonders geeignet. Die Probanden werden durch diese schnellen Einleitungen in kurzer Zeit in eine hypnotische Trance geführt.

Genau dieser Trancezustand wird sowohl bei jeder Showhypnose als auch bei jeder therapeutischen oder normalen Hypnosesitzung bewusst ausgelöst beziehungsweise eingeleitet.

Während der Trance wird der sogenannte kritische Filter automatisch durchlässig. Man kann sich vorstellen, dass sich dieser wie eine Wand irgendwo zwischen Bewusstsein und Unterbewusstsein befindet. Er hat die Funktion, nicht alle Dinge, die wir in unserem Alltag wahrnehmen, in unser Unterbewusstsein sacken zu lassen, wo sie ungefiltert zur Wahrheit würden. Alles, was tief in unserem Unterbewusstsein verankert wurde, wird zu unserer Überzeugung.

Das Ausschalten der Filterfunktion ist einer der wesentlichen Punkte jeder Hypnose. Durch das Ausschalten des kritischen Filters können auch Dinge in das Unterbewusstsein gelangen, die für dich im „normalen" Leben eigentlich keinen Sinn machen. So kann man im Zustand der Hypnose einfach eine Zahl vergessen oder gar seinen eigenen Namen, weil nichts in einem ist, was einem sagt, dass es sinnlos ist, seinen Namen zu vergessen.

Auch wenn ein Proband in Hypnose in eine Zwiebel beißt, weil suggeriert wurde, dass es ein Apfel sei, ist dieses Verhalten dem ausgeschalteten kritischen Filter zuzuschreiben. Nichts ist im Probanden dann noch vorhanden, was ihm oder ihr sagen könnte, dass es eine Zwiebel und kein Apfel ist. Das Unterbewusstsein glaubt in diesem hypnotischen Trancezustand quasi ungefiltert alles, was es vom Hypnotisierenden hört.

Stell dir einmal vor, ich behaupte jetzt, dass das T-Shirt, welches du in diesem Moment trägst, neongrün ist. Unter normalen Umständen würdest du die Täuschung sofort bemerken, vorausgesetzt, du hast kein neongrünes T-Shirt an. Dein kritischer Filter würde Alarm schlagen. Es würde dir sofort bewusst werden, dass etwas gerade nicht stimmt. Du würdest dann vermutlich darüber nachdenken, ob ich vielleicht farbenblind oder in irgendeiner Form verrückt bin. Gratulation! Dein kritischer Filter funktioniert einwandfrei.

Dieser Filter wird durchlässig, wenn du dich in Hypnose befindest. Aussagen können also ganz mühelos in dein Unterbewusstsein gleiten, ohne die Alarmglocken in deinem Inneren zu läuten. Dein Unterbewusstsein kann dann alles Gesagte viel besser akzeptieren und sogar abspeichern.

Genau diese Tatsache machen wir uns während der Hypnose zunutze. Du kannst während der Trancezustände, in denen dein innerer Filter durchlässig wird, deinem Unterbewusstsein ganz einfach sagen, was du verändern möchtest. Du kannst alte Muster verändern, neue erschaffen, Blockaden loslassen oder Gewohnheiten verändern. Du kannst dich und dein Leben sozusagen neu erfinden.

Jedoch darf in dir dafür keine innerliche Blockade vorhanden sein. Während einer seriösen Hypnosesitzung würde man augenblicklich aus der Trance „erwachen", wenn Dinge gesagt würden, die zuvor nicht besprochen wurden. Auch für dich sinnlose Aussagen würden dann sofort auffallen.

Während einer Showhypnose erwarten die Zuseher etwas Außergewöhnliches und haben keine innerlichen Hemmungen, sich vollkommen darauf einzulassen.

Trotzdem können wir auch durch Showhypnose sehen, was Hypnose zu leisten vermag.

Hypnose versetzt dich in einen Trancezustand, der sich für deinen Körper kaum anders anfühlt als dein normaler Bewusstseinszustand. In den meisten Fällen ist es ein Zustand der Entspannung, den man sich vorstellen kann wie den Zustand kurz vor dem Einschlafen.

Laut Milton Erickson, einem Pionier der modernen Hypnose und Hypnotherapie, ist die Trance etwas ganz Selbstverständliches, was jeder von uns kennt und sogar täglich praktiziert. Wir treten im Laufe eines Tages viele Male in einen Trancezustand ein.[6]

---

[6] S. James, Tad; Flores, Lorraine; Schober, Jack: *Kompaktkurs Hypnose. Wie man Phänomene tiefer Trance hervorruft. Ein umfassender Leitfaden*. Übers. Theo Kierdorf u. Hildegard Höhr. 3. Aufl. Paderborn: Junfermann, 2017 [1. Aufl. 2001], S. 23 f.

Trancezustände sind also keinesfalls etwas Neues für dich. Denk einmal daran, wie du bestimmt schon mal einen Film geschaut hast, der sehr spannend war. Genau im packendsten Moment hat irgendjemand um dich herum mit dir gesprochen. Du hast deutlich wahrgenommen, wie ein anderer mit dir spricht, und trotzdem warst du so vertieft in diesen Film, dass du nicht geantwortet hast. Du warst in einer typischen „Alltagstrance".

Eine weitere Situation, die fast jeder kennt, ist folgende: Du fährst mit dem Auto eine Strecke, die du schon sehr häufig gefahren bist. Plötzlich kommst du irgendwo an und musst überlegen, wie genau du gefahren bist. Vielleicht könntest du gar nicht mehr präzise sagen, wo du abgebogen bist oder ob ein Auto vor dir unterwegs war. Dein Unterbewusstsein hat die Kontrolle übernommen. Eine kurze Pause für dein Bewusstsein. Alltagstrance. Nicht dein Bewusstsein hatte in der beschriebenen Situation die Kontrolle, sondern dein Unterbewusstsein.

In vielen Naturvölkern, beispielsweise bei schamanischen Völkern, gehören und gehörten diese Trancezustände schon seit jeher zum alltäglichen Leben dazu. Unsere gestresste mitteleuropäische Bevölkerung hat lediglich verlernt, diese Trancezustände zu kontrollieren und für sich zu nutzen.[7]

Natürlich können Trancezustände nicht nur durch Hypnose, sondern auch durch andere Begebenheiten wie Tanzen oder Trommeln hervorgerufen werden. Hypnose ist jedoch ein Weg, um sehr schnell sehr tiefe Trancezustände auszulösen und dadurch bewusst positive Veränderungen herbeizurufen.

---

[7] S. Büttner, Jörg: *Trance: Scharlatane und Schamanen. Die Psychologie außergewöhnlicher Bewusstseinszustände.* Norderstedt: Books on Demand, 2001.

Bereits im alten Ägypten behandelte und heilte man Menschen durch Hypnose. Der sogenannte Tempelschlaf war für viele Kranke das einzige Heilmittel, das sie benötigten. Damals wurden kranke Menschen in einen Tempel geführt und dort in einen sehr tiefen hypnotischen Zustand versetzt, den sogenannten „Somnambulismus". Während dieser Begriff heute oftmals als Synonym für Schlafwandeln, also das Aufstehen und Umherlaufen ohne Aufwachen, verwendet wird, ging es in Ägypten noch etwas weiter. Gekonnt lenkten die damaligen Priester die tiefen Trancezustände so, dass die behandelten Personen glaubten, bestimmte Gottheiten oder andere übernatürliche Phänomene wahrzunehmen, die ihnen – oftmals erfolgreich – Heilung versprachen.[8]

In Hypnose ist dein Unterbewusstsein zugänglich, um all die Dinge in dir zu speichern, die du in deinem Leben ändern möchtest. Wie in der Showhypnose wird dein kritischer Filter, also die Stimme in dir, die dir sagt, ob etwas wahr ist oder nicht, auch in jeder sinnvollen Hypnosesitzung ausgeschaltet beziehungsweise durchlässig. Dadurch können die zuvor mit dem Hypnotisierenden besprochenen Suggestionen (Anweisungen) tief in dein Unterbewusstsein eindringen und werden dort zur Wahrheit für dich.

Und das Beste daran: Du kannst die Kunst der Selbsthypnose selber erlernen und deinen Körper und deinen Geist voll und ganz auf deine Ziele ausrichten.

Du kannst durch Hypnose deine Ziele einfacher erreichen, weil du alle Teile in dir, dein Bewusstsein und auch dein Unterbewusstsein, in die gleiche Richtung gehen lassen kannst.

Viele Menschen kennen das Gefühl, gegen sich selbst zu kämpfen. Denn genau das geschieht häufig. Das Bewusstsein möchte etwas

---

[8] S. Kerényi, Karl: *Der göttliche Arzt. Studien über Asklepios und seine Kultstätte.* Basel: Ciba, 1948.

anderes als das, was das Unterbewusstsein als „Wahrheit" gespeichert hat. Wichtig zu wissen ist dabei, dass über kurz oder lang IMMER dein Unterbewusstsein „gewinnt".

Sobald dein Bewusstsein und dein Unterbewusstsein aber denselben Weg gehen beziehungsweise dieselben Dinge wollen, wird es für dich einfach, deine Ziele zu erreichen. Denn wenn dein Unterbewusstsein und dein Bewusstsein dasselbe Ziel verfolgen, dann gibt es fast nichts, was dich von diesem Ziel noch abhalten könnte!

Alle Träume können wahr werden,
wenn wir den Mut haben,
ihnen zu folgen.

[Walt Disney]

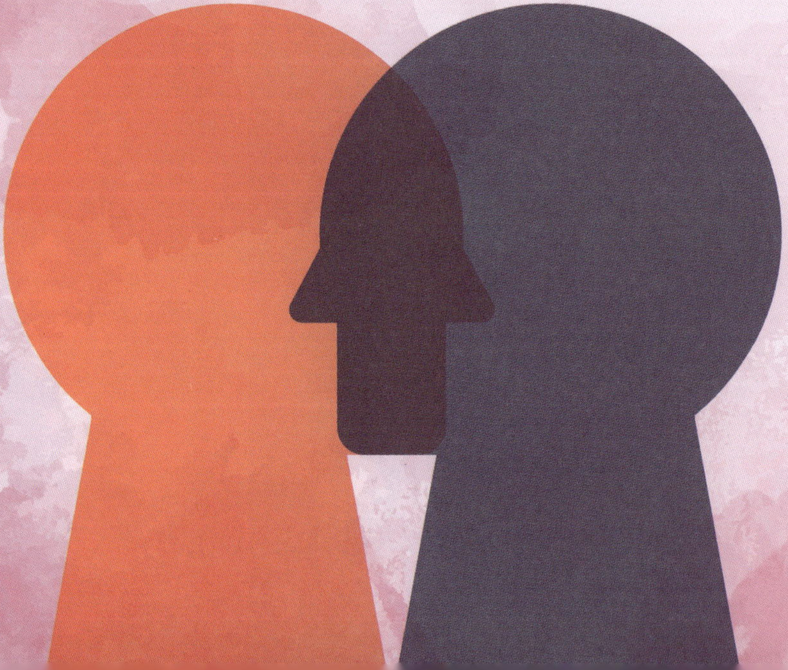

Von Null auf Hundert: Wie Hypnose dein Gehirn auf Hochtouren bringt

Was hat Hypnose mit dem Gehirn zu tun? Bevor wir uns mit der Frage befassen, was genau in unserem Gehirn während der Hypnose passiert, möchten wir an dieser Stelle kurz den Unterschied zwischen Bewusstsein und Unterbewusstsein klären.

Als Unterbewusstsein bezeichnen wir Vorgänge in unserem Gehirn beziehungsweise in unserem Körper, die uns bewusst nicht zugänglich sind, aber trotzdem umgesetzt werden. Ohne unser Zutun, automatisch, im wahrsten Sinne des Wortes UN-bewusst.

Dem Unterbewusstsein gegenüber steht unser Bewusstsein, also alles, was wir bewusst steuern können. Dazu würde man beispielsweise das Lösen einer mathematischen Rechnung oder das Schreiben einer wichtigen Prüfungsklausur zählen.

Beides, also sowohl das Bewusstsein als auch das Unterbewusstsein, sind Teile unseres Geistes. Der Begriff Geist wird von vielen unserer Klientinnen und Klienten oft synonym mit dem Wort Gehirn verwendet, wobei zu erwähnen ist, dass unser Gehirn aus Materie besteht, die körperlich und greifbar ist, was unser Geist nicht ist.

Nach derzeitigem Forschungsstand gibt es keine exakte Zuordnung von Gedanken, Wahrnehmungen oder Aktivitäten zu einem einzigen genau festgelegten Hirnareal. Trotzdem kann man die Vorgänge, die mit dem Denken, Fühlen oder gezielten Handeln in Verbindung stehen, durch verschiedene Techniken wie zum Beispiel durch ein MRT oder ein EEG im Gehirn sichtbar machen.

Solange die wissenschaftliche Forschung das genaue Verhältnis zwischen Gehirn und Geist nicht vollständig geklärt hat, kann man die beiden Begriffe der besseren Vorstellbarkeit halber durchaus synonym verwenden und das Bewusstsein und das Unterbewusstsein als Teile unseres Geistes ansehen.[9]

Durch neueste Erkenntnisse aus der Quantenphysik wissen wir, dass der unbewusste Teil in uns mit Hilfe von Neurotransmittern dauerhaft Informationen an die Milliarden Zellen in unserem Körper übermittelt. Aus Sicht der Hypnose belauscht also unser Körper (unter anderem unser Immunsystem) sozusagen die Bilder und Gedanken, die wir in unserem Geist kreieren, und diese Dinge haben demnach direkte Auswirkung auf unsere Gesundheit.[10]

Wenn wir uns jetzt einmal anschauen, was während der Hypnose genau in unserem Gehirn passiert, dann kannst du dir möglicherweise bereits in diesem Moment vorstellen, dass die Bilder und Gefühle, die vom Hypnotisierenden bewusst ausgelöst werden, sehr wichtig sind. Dadurch wird ein direkter Zugang zum Unterbewusstsein geschaffen. Denn Bilder sind sozusagen die Sprache unseres Unterbewusstseins.

Diese Bilder und Gefühle, die so wichtig sind für eine gelungene Hypnose, lassen wir als Hypnotiseurinnen durch Suggestionen, also

---

[9] S. Haynes, John-Dylan: „Wo im menschlichen Gehirn ist das Bewusstsein lokalisiert?“, in: Wissenschaft im Dialog, https://www.wissenschaft-im-dialog.de/projekte/wieso/artikel/beitrag/wo-im-menschlichen-gehirn-ist-das-bewusstsein-lokalisiert/ [17.11.2022].

[10] S. James, Tad; Flores, Lorraine; Schober, Jack: *Kompaktkurs Hypnose. Wie man Phänomene tiefer Trance hervorruft. Ein umfassender Leitfaden*. Übers. Theo Kierdorf u. Hildegard Höhr. 3. Aufl. Paderborn: Junfermann, 2017 [1. Aufl. 2001], S. 11 f.

Anweisungen, entstehen. Im Trancezustand reagiert dein Unterbewusstsein genau auf diese Bilder oder Gefühle sehr stark. So durchleben die Hypnoseklienten die Sitzung meist in einer Art „Bild – und Gefühlsmodus". Dadurch wird das Gehirn angeregt, gewisse Dinge zu verarbeiten oder etwas ganz Bestimmtes, wie zum Beispiel das Vertrauen in sich selbst oder die Liebe zu sich selbst, zu stärken.

Darüber hinaus ist es auch möglich, gewisse Erlebnisse aus der Vergangenheit während einer Hypnose aufzuarbeiten.

Das Gehirn arbeitet während der Hypnose auf Hochtouren, genauso wie dein Unterbewusstsein. Es entsteht eine Art von Zusammenarbeit zwischen dem Verstand, also dem bewussten Denken, und dem Unterbewusstsein. Gleichzeitig werden äußere Reize kaum wahrgenommen und auch der Körper wird unbeweglicher oder man nimmt ihn weniger stark wahr.

Interessant zu wissen ist, dass zwei bestimmte Teile im Gehirn für die Hypnose eine wichtige Rolle spielen. Zum einem handelt es sich um den präfrontalen Cortex, also den Teil in unserem Gehirn, der für den Bereich des Alltagsverstandes zuständig ist. Dieser Teil ist also der kritische Teil in uns. Zum anderen handelt es sich um den Precuneus. Das ist jener Teil, der das „Ich-Bild", das sogenannte „Ich-Bewusstsein", repräsentiert.

Beide Regionen, sowohl der kritische Verstand als auch das Ich-Bewusstsein, sind für uns überlebenswichtig. Wir sind stets damit beschäftigt, bewusst und unbewusst zu überlegen, was wir tun oder lassen sollen, was richtig oder falsch ist und was zu unserem Selbstbild und zu unserem Wertebild passt. Dabei helfen uns genau diese beiden Hirnareale.

In Hypnose, also im veränderten Bewusstseinszustand, nimmt die Aktivität der beiden genannten Teile in unserem Gehirn ab. Das soll bedeuten, dass wir in diesem Zustand nicht mehr in gewohnter Form nachdenken. Wir überlegen dann nicht mehr, was zu tun ist oder was wir wollen oder nicht wollen. Im normalen, bewussten Zustand würden wir dies weiterhin tun. Während der Hypnose spielen diese Dinge jedoch keinerlei Rolle mehr. Der kritische Teil in uns, der ständig analysiert und abwägt, fällt sozusagen aus, lässt sich umgehen und wird durchlässig.

Was wie eine Schwächung klingt, wird als Vorteil genutzt. Denn dadurch werden die Phantasie und der Denkprozess angeregt und viel aktiver. Deswegen kann man in dieser speziellen hypnotischen Situation von einer erhöhten Aufnahmefähigkeit im Gehirn sprechen. Diese macht es dem Hypnotisierenden möglich, Dinge zu verändern. Alle Bereiche, die dem Wohle der Klienten dienen, können jetzt bearbeitet werden. In alle Richtungen kann eine Veränderung erreicht werden, weil der kritische Verstand im Zustand der Hypnose nicht mehr kontrolliert. So können Suggestionen leicht integriert werden. Denn wenn der kritische Filter diese neuen Anweisungen nicht abwehrt, ist es möglich, in das Unterbewusstsein durchzudringen. Sind die neuen Gedanken und Muster anschließend einmal im Unterbewusstsein integriert und somit verankert worden, bleiben sie dort gespeichert.[11]

---

[11] S. Revenstorf, Dirk: „Was passiert unter Hypnose und Trance im Gehirn?", in: dasGehirn.info – der Kosmos im Kopf, https://www.dasgehirn.info/aktuell/frage-an-das-gehirn/was-passiert-unter-hypnose-im-gehirn [17.11.2022].

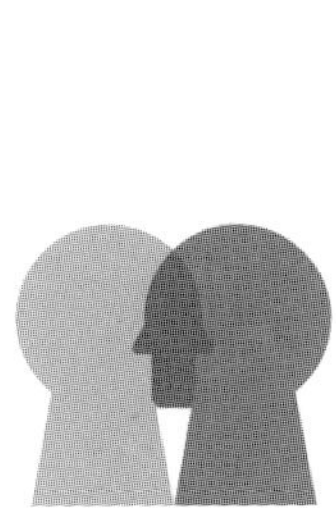

Wer kein Ziel hat, kann auch keines erreichen.

[Laotse]

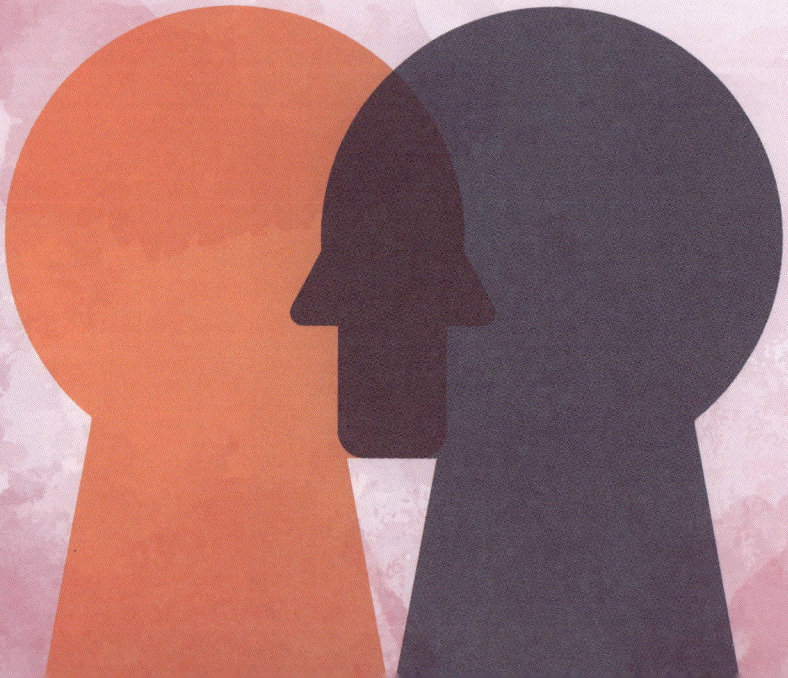

Hier geht's lang: Das Unterbewusstsein als der einzige Weg zum Glück

Hast du schon einmal darüber nachgedacht, warum manchen Menschen alles wie von selbst zu gelingen scheint? Scheinbar ohne jegliches Zutun fällt ihnen ständig alles Positive in den Schoß und sie scheinen sprichwörtlich vom Glück verfolgt zu werden.

Wenn du dich selbst aktuell nicht zu diesen Menschen zählst, aber gern einer von ihnen wärst, haben wir gute Neuigkeiten für dich: Auch du kannst einer dieser Menschen werden!

Wie so oft findet sich die Lösung im eigenen Unterbewusstsein. Von klein auf prägen wir uns verschiedenste Glaubenssätze und Muster ein. In Fachkreisen geht man davon aus, dass unser Unterbewusstsein etwa bis in das Alter von sechs Jahren noch sehr zugänglich beziehungsweise leicht formbar ist. Manche Experten sehen Kinder, die jünger als zwei bis drei Jahre sind, gar in einem Zustand „natürlicher Dauerhypnose".[12] Da der eigene kritische Filter in diesem Alter noch nicht sehr stark ausgeprägt ist, werden Beobachtungen und Erfahrungen weniger hinterfragt und somit schneller in unserem Unterbewusstsein als „Wahrheit" abgespeichert.

---

[12] S. Meinhold, Werner J.: *Das große Handbuch der Hypnose. Theorie und Praxis der Fremd- und Selbsthypnose.* 11. Aufl. Kulmbach: ML Verlag, 2015 [1. Aufl. Kreuzlingen: Ariston Verlag, 1980], S. 183.

Natürlich passieren bei dieser „Programmierung“ einige Fehler. Dinge, die uns weder hilfreich noch nützlich sind, werden gespeichert. Trotzdem nehmen wir all dies tief in unserem Unterbewusstsein auf und können es anschließend kaum noch ändern.

Leider sind derartige Glaubenssätze und Muster häufig für uns nicht direkt erkennbar. Wir wissen also gar nicht, dass wir „falsche“ Gedanken denken.

Stell dir einmal eine deiner Verhaltensweisen vor, die für dich nicht positiv ist, und dann denk einmal darüber nach, seit wann du sie an den Tag legst. Du kannst dich vermutlich nicht einmal mehr daran erinnern, warum du dir diese Verhaltensweise angeeignet hast. Ein passendes Beispiel, das viele Menschen kennen, ist der Konsum von Süßigkeiten. Wann haben wir gelernt, dass uns Süßigkeiten besser schmecken als etwa Obst und Gemüse?

Wie auch immer diese oder ähnliche Muster eingespeichert wurden, du kannst jetzt lernen, alle eingespeicherten negativen Muster und Denkweisen loszuwerden. Dadurch kannst du deine Zukunft endlich so gestalten, wie du sie dir wünschst.

Dazu ist es natürlich zuerst einmal wichtig zu wissen, was du verändern möchtest. Ist es vielleicht so, dass du dich häufig nicht gut genug fühlst oder nicht Nein sagen kannst? Geht es dir eventuell wie unzähligen anderen Menschen manchmal so, dass du dein Essverhalten verändern möchtest, es aber einfach nicht funktionieren will? Oder bist du vielleicht jemand, der häufig verärgert ist und immer unter Stress leidet?

All diese Dinge müssen nicht so sein, wie sie sind. All das sind erlernte Muster. Du hast gelernt, nicht Nein zu sagen, und du hast auch gelernt, dich schnell schlecht zu fühlen oder aufgrund von Kleinigkeiten verärgert zu sein. Wenn du ein glückliches Leben führen möchtest, dann musst du aufhören zu glauben, dass du eben bist, wie du bist.

Denn du bist keineswegs, wie du bist. Du bist genau so, wie du beziehungsweise dein Umfeld es selbst erschaffen hat und es tagtäglich immer noch tut. Denn jedes Mal, wenn du nicht Nein sagst, obwohl du eigentlich schon an deiner Grenze bist, jedes Mal, wenn du sauer wirst, nur weil jemand vor dir nicht so Auto fährt, wie du es gerne hättest, bestätigst du deinem Unterbewusstsein dieses Verhalten. Es wird dann logischerweise auch beim nächsten Mal, wenn du in eine solche Situation kommst, genau gleich reagieren. Du wirst dich also immer und immer wieder schlecht fühlen, weil du immer und immer wieder die gleichen Verhaltensweisen und Gefühle hast – und das alles, obwohl dir diese Verhaltensweisen nicht dienlich sind.

In der Konsequenz musst du endlich die bewusste Entscheidung treffen, dass du bereit bist, jetzt etwas zu verändern. Eine Entscheidung, die dir hilft, deine Ziele ab sofort einfach und leicht zu erreichen.

Selbsthypnose kann für dich der Schlüssel sein, um endlich voll von positiven Gedanken und Gefühlen durch dein Leben zu gehen.

Wir werden dir in einfachen Schritten erklären, wie du die Kunst der Selbsthypnose erlernen kannst, um anschließend damit deine persönlichen Ziele in deinem Unterbewusstsein zu verankern.

Es ist nicht leicht, Glück in sich selbst zu finden, aber unmöglich, es anderswo zu finden.

[Agnes Repplier]

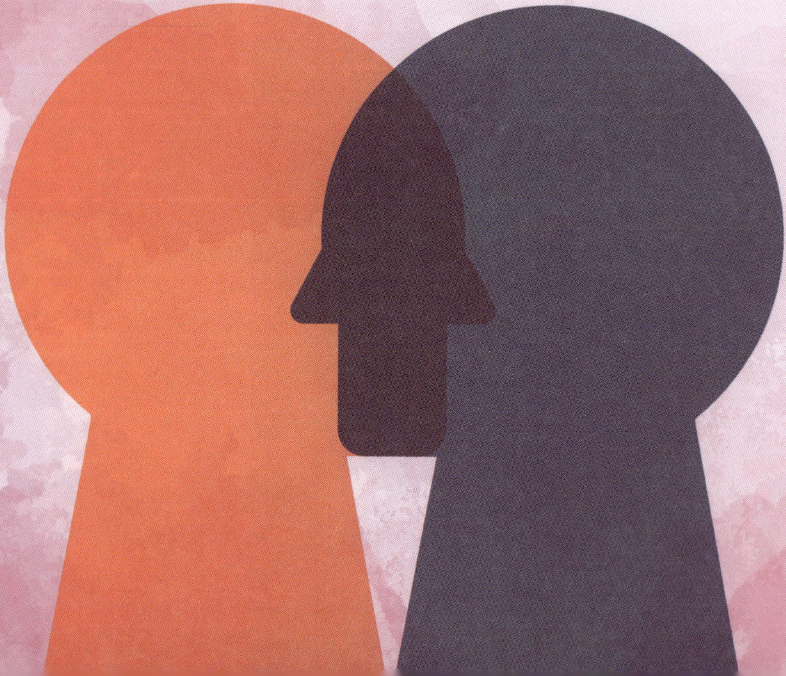

Manipuliere dein Unterbewusstsein: Selbsthypnose für Anfänger

Hypnose ist zwar ein veränderter Bewusstseinszustand, fühlt sich für dich aber kaum beziehungsweise gar nicht anders an als dein Alltagsbewusstsein. Hypnose ist also nichts, was du bewusst als anders wahrnimmst, doch für dein Unterbewusstsein ist es auf jeden Fall etwas anderes!

Dein Unterbewusstsein wird in dieser Zeit der vollkommenen Entspannung nämlich ganz einfach wunderbar zugänglich sein. So kann es all deine Ziele im Anschluss an die Hypnose zur Realität werden lassen.

Es gibt verschiedene Möglichkeiten, die Kunst der Selbsthypnose zu erlenen. In der Folge stellen wir dir zwei von diesen Möglichkeiten vor.

Du wirst schnell bemerken, welche von beiden wir bevorzugen. Denn immerhin wurde dieses Buch allein deshalb geschrieben.

Möglichkeit 1:

Du kannst zu einer ausgebildeten Hypnotiseurin beziehungsweise einem Hypnotiseur in deiner Nähe gehen und dir die Selbsthypnose verankern lassen. Dazu wirst du in einen Zustand der Hypnose geführt und ein bestimmter Auslöser wird dann quasi „installiert". Dieser Auslöser wird auch Anker genannt. Durch diesen Auslöser beziehungsweise Anker wirst du immer, wenn du etwas Bestimmtes machst, augenblicklich wieder in dem Gefühl der Hypnose sein. Das bedeutet, dass du theoretisch durch das Verankern der Selbsthypnose möglichst rasch wieder in einen hypnotischen Zustand kommst, um anschließend mit dir selbst arbeiten zu können. Du kannst dir dann selbst verschiedene Suggestionen, also positive Sätze, vorsagen, um sie tief in dein Unterbewusstsein einzuprägen.

Möglichkeit 2:

Du bringst dir die Selbsthypnose ganz leicht selbst bei. Dafür wirst du dir einfach aus den in den weiteren Kapiteln dieses Buches folgenden Texten eine Hypnose zusammenstellen, sie auf deinem Smartphone aufnehmen und sie dir für mindestens vier Wochen einmal täglich anhören.

Wie du deine perfekte Hypnose erstellst, erfährst du im Kapitel „Werde HypnotiseurIn: Wie du deine perfekte Hypnose kreierst"[13].

Du kannst dir die Hypnose selbstverständlich auch nach diesen vier Wochen immer wieder anhören und das solltest du sogar.

Der Vorteil dieser eigenständigen Arbeit mit Selbsthypnose liegt darin, dass dir unendlich viele verschiedene Themen zur Verfügung stehen, die du dir problemlos selbst aufnehmen kannst. Du brauchst dazu keinen von einem ausgebildeten Hypnotisierenden „installierten" Auslöser, der dich wieder zurück in einen Trancezustand bringen soll und der vielleicht nicht einmal richtig funktioniert.

Zusätzlich kannst du dir sicher sein, dass du durch deine eigene Stimme noch einfacher den Anweisungen folgen kannst. Mit jedem Mal, wenn du diesen Text anhörst, wirst du dich ganz bewusst immer tiefer entspannen.

---

[13] S. S. 83

Doch das Wichtigste ist Folgendes: Bevor du dir den entsprechenden Text anhörst, wirst du dich selbst in Hypnose bringen und deine Hypnose dann durch den aufgenommenen Text immer mehr und mehr vertiefen.

Gib das, was dir wichtig ist, niemals auf, nur weil es nicht einfach ist.

[Albert Einstein]

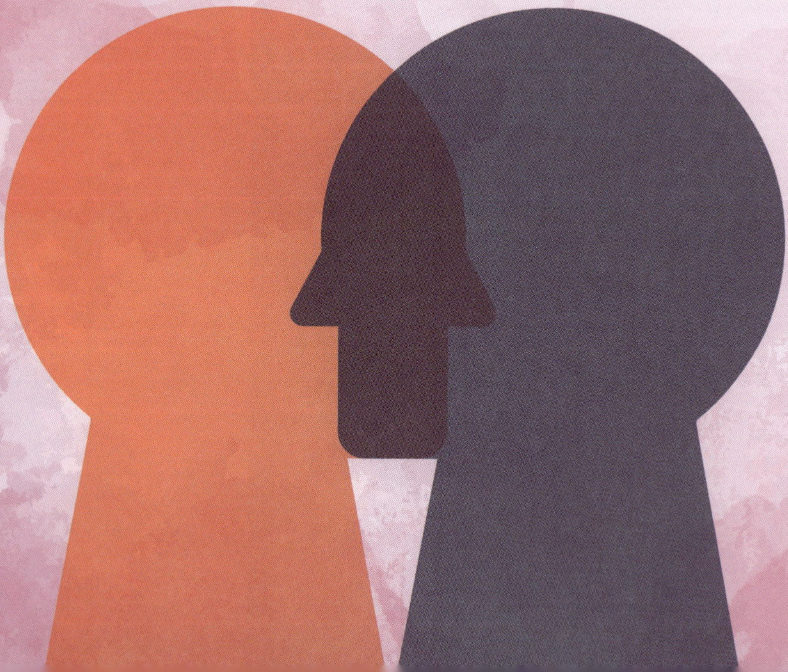

Insider-Knowhow für dich: Alles Wissenswerte über Hypnose und Selbsthypnose

Insider wissen mehr als andere. Das ist Teil ihres Erfolgs. In diesem Kapitel findest du eine Zusammenstellung einiger wichtiger Fragen, die wir in unserer Arbeit als Hypnotiseurinnen schon sehr häufig gehört haben.

Vielleicht wird dir auffallen, dass die eine oder andere dieser Fragen auch schon durch deinen Kopf gehuscht ist. Du findest hier Antworten auf (fast) alles, was du jemals über Hypnose wissen wolltest.

Warum findet durch Hypnose eine dauerhafte Veränderung statt?

Mit Hilfe von Hypnose wird das Unterbewusstsein sozusagen direkt angesprochen. Dadurch können im Unterbewusstsein alte Muster gelöscht beziehungsweise neue Verhaltensweisen eingespeichert werden. So können Veränderungen herbeigeführt werden, die dann auch von Dauer sind.

Was lässt sich durch Hypnose verändern?

Die Bandbreite der Hypnose ist ungemein groß. Im Allgemeinen kann man alles verändern, was im Unterbewusstsein jemals gespeichert wurde und im Leben nicht dienlich ist.

Das kann zum Beispiel eine lästige Angewohnheit sein wie das Abbeißen der Nägel oder die Sucht nach Nikotin, die jahrelang von dir selbst verstärkt wurde.

Darüber hinaus kann dir Hypnose auch dabei helfen, negative Gedanken und Gefühle loszulassen oder unliebsame Verhaltensweisen wie Höhenangst zu verändern.

Darf Hypnose für alles eingesetzt werden?

Hypnose ist auf alle Fälle in sehr vielen verschiedenen Gebieten einsetzbar.

Allerdings gibt es Einschränkungen. Therapeutische Hypnose zum Beispiel, also die Arbeit mit einem diagnostizierten Krankheitsbild, darf in Österreich nur von Ärzten angeboten werden. In Deutschland gibt es eine weitere Möglichkeit, mit Hypnose auch therapeutisch zu arbeiten, und zwar die Ausbildung zur Heilpraktikerin beziehungsweise zum Heilpraktiker. Diesen ist es nach Ablegen der Heilpraktikerprüfung erlaubt, Hypnose auch gegen bestimmte Krankheitsbilder anzuwenden.

Zudem gibt es Menschen, bei denen Hypnose aus verschiedenen Gründen nicht die gewünschten Erfolge erzielt.

Auch sollte die Selbsthypnose selbstverständlich nicht zur Erfüllung niederer Motive eingesetzt werden.

Davon abgesehen kannst du mit dir selbst zu jedem Thema, das dich beschäftigt, hypnotisch arbeiten. In diesem Fall kannst du durch die Technik der Selbsthypnose den Weg zu deinem eigenen Unterbewusstsein finden und es dann nach und nach umprogrammieren.

Wie fühlt sich Hypnose an?

Vielleicht kennst du das Gefühl kurz vor dem Einschlafen – diese seltenen Momente, in denen man die Welt um sich herum zwar noch wahrnimmt, aber bestimmt nicht mehr mit jemandem sprechen möchte. Möglicherweise kennst du auch das Gefühl eines Tagtraumes, wie es zum Beispiel im Bus, in der Badewanne oder in der Schule vorkommen kann. All das sind Alltagstrancezustände.

Eine weitere tranceähnliche Situation könntest du ebenfalls kennen: Stell dir vor, du liest abends ein fesselndes Buch oder siehst einen Film, der gerade am spannendsten Punkt angekommen ist. Stell dir weiterhin vor, dass genau in dieser Sekunde jemand mit dir spricht. In diesem Fall nimmst du das zwar wahr, möchtest aber vielleicht gar nicht antworten und bleibst mit deinen Gedanken ganz in der spannenden Situation.

Einen solchen Bewusstseinszustand wie den zwischen Wachsein und Schlaf beschreibt Hypnose: Man bekommt zwar immer noch alles um sich herum mit. Doch die Aufmerksamkeit ist so stark nach innen gerichtet, dass man die äußere Umwelt viel weniger wahrnimmt.[14]

Wie kann Hypnose funktionieren?

Wie zuvor bereits beschrieben, sind Trancezustände in unserem täglichen Leben etwas völlig Normales. Sie fühlen sich für uns nicht seltsam an und jeder von uns erlebt sie täglich. Hypnose funktioniert, weil dein Unterbewusstsein während dieser Trancezustände zugänglicher ist.[15]

Stell es dir so vor, als wäre eine Wand zwischen deinem Bewusstsein und deinem Unterbewusstsein. Normalerweise ist diese Wand,

---

[14] S. Meinhold, Werner J.: *Das große Handbuch der Hypnose. Theorie und Praxis der Fremd- und Selbsthypnose.* 11. Aufl. Kulmbach: ML Verlag, 2015 [1. Aufl. Kreuzlingen: Ariston Verlag, 1980], S. 34.

[15] S. James, Tad; Flores, Lorraine; Schober, Jack: *Kompaktkurs Hypnose. Wie man Phänomene tiefer Trance hervorruft. Ein umfassender Leitfaden.* Übers. Theo Kierdorf u. Hildegard Höhr. 3. Aufl. Paderborn: Junfermann, 2017 [1. Aufl. 2001], S. 23 f.

der kritische Filter, dazu da, dass nicht alles, was du wahrnimmst, ungefiltert in dein Unterbewusstsein rutscht. Alles wird immer bewertet. Macht das gerade Sinn? Passt das zu meinen Einstellungen, Glaubenssätzen etc.? Sollte etwas nicht stimmig sein, reagiert dein kritischer Filter und es ist nicht automatisch „wahr" für dich. Stell dir vor, du beißt gerade in einen Apfel und ich sage dir, dass ich Bananen auch sehr gerne mag. Augenblicklich würde dein kritischer Filter reagieren und dir klarmachen, dass etwas nicht stimmt. Es wäre für dich nicht automatisch die Wahrheit, dass du gerade eine Banane isst.

In Hypnose ist diese Filterfunktion durchlässig und deshalb kann alles, was du in diesem Trancezustand aufnimmst, viel besser in dein Unterbewusstsein dringen. Dort kann es dann als neue „Wahrheit" gespeichert werden.

Kann jeder hypnotisiert werden?

Prinzipiell ja, denn Trancezustände sind nichts, was man nicht herbeiführen könnte. Wie bereits beschrieben, sind sie uns in der Regel aus unserem täglichen Alltag sogar bestens bekannt.

Trotzdem ist es durchaus so, dass es Menschen gibt, die schneller in tiefere Trancezustände gelangen können als andere. Für die Wirksamkeit beziehungsweise den Erfolg einer hypnotischen Behandlung spielt dies aber häufig nur eine untergeordnete Rolle. Denn oft werden gegebene Suggestionen sogar schon in leichter Hypnose befolgt.[16]

---

[16] S. Tepperwein, Kurt: *Die hohe Schule der Hypnose. Fremdhypnose – Selbsthypnose. Praktische Hilfe für jedermann.* 3. Aufl. München: Wilhelm Heyne Verlag, 2015 [1. Aufl. 1977], S. 97.

Wie tief kann man in Hypnose sinken?

Es gibt zahlreiche unterschiedliche Modelle zur Beurteilung der Tiefe einer Hypnose.

Im Allgemeinen kannst du dir vorstellen, dass es drei Trancestufen gibt: Die leichteste Stufe wird auch Somnolenz genannt und kann mit einer leichten Benommenheit beschrieben werden. Die zweite Stufe der hypnotischen Trance wird Hypotaxie genannt. In dieser Stufe werden Suggestionen gut aufgenommen und üblicherweise ist diese Trancestufe völlig ausreichend für eine nachhaltige Arbeit. Die tiefste Stufe der Trance wird Somnambulenz genannt. Sie wird von manchen Klienten erst nach mehreren Hypnosesitzungen erreicht, von anderen gar nicht.

Nach Leslie M. LeCron, einem bekannten amerikanischen Psychologen und Autor in dem Bereich der Selbsthypnose und Hypnose, erreichen circa 20 Prozent aller Menschen eine leichte Trance, 60 Prozent eine mittlere Trance und weitere 20 Prozent eine tiefe Trance.[17] Aufgrund der fließenden Übergänge der einzelnen Tiefegrade ist eine genaue Einteilung schwierig. Jedoch deckt sich die erwähnte Einteilung – zumindest grob – auch heute noch mit den meisten gängigen Fachmeinungen.

Die gute Nachricht für uns ist also, dass circa 80 Prozent aller Menschen mittlere oder tiefe Trancezustände erreichen können, wobei für unsere Zwecke schon eine leichte Trance vollkommen ausreichend ist.

Erwähnenswert ist noch, dass nicht der Hypnotisierende ausschlaggebend dafür ist, wie tief eine Person in Trance sinkt, sondern immer diese Person selbst. Natürlich gibt es Techniken zur Vertiefung der

---

[17] S. James, Tad; Flores, Lorraine; Schober, Jack: *Kompaktkurs Hypnose. Wie man Phänomene tiefer Trance hervorruft. Ein umfassender Leitfaden*. Übers. Theo Kierdorf u. Hildegard Höhr. 3. Aufl. Paderborn: Junfermann, 2017 [1. Aufl. 2001], S. 56.

Hypnose, entscheidend ist dabei aber stets die Suggestibilität der Person, die hypnotisiert werden soll.

Warum ist Hypnose so effizient?

Die meisten von uns hatten schon einmal oder mehrmals in ihrem Leben einen guten Vorsatz für ein neues Jahr. Wenn du jetzt einmal ganz ehrlich daran zurückdenkst, wirst du feststellen, dass die meisten deiner Vorsätze von dir schon nach kurzer Zeit über Bord geworfen wurden. Damit bist du selbstverständlich nicht allein. Und so fragt man sich, warum Dinge, die zuvor so schwerzufallen schienen, mit Hypnose auf einmal funktionieren sollten.

Ein gutes Beispiel ist hier die Raucherentwöhnung mittels Hypnose: Je nach Studie berichten Wissenschaftler von Erfolgsquoten von bis zu 93 %. Die Universität von Iowa beschrieb therapeutische Hypnose in einer Meta-Studie mit über 72.000 Teilnehmern im Jahr 1992 als „die erfolgversprechendste Methode zur Raucherentwöhnung".[18]

Möglicherweise fragst du dich jetzt, wie es möglich ist, eine so gute Erfolgsquote zu erreichen. Die Antwort ist einfach: In der Regel versuchen wir, unsere Probleme bewusst zu lösen. Wir entscheiden etwas und kämpfen dann einige Zeit dafür. Auf die Dauer ermüdet uns dieser innere Kampf jedoch und wir fallen zurück in alte Muster. Wie schon gesagt: Wenn das Bewusstsein und das Unterbewusstsein unterschiedliche Dinge wollen, wird über kurz oder lang immer das Unterbewusstsein die Oberhand behalten.

---

[18] S. Viswesvaran, C.; Schmidt, F. L.: „A meta-analytic comparison of the effectiveness of smoking cessation methods", in: Journal of Applied Psychology 77 (1992) 4, 554–561.

Wirkt Hypnose bei allen gleich?

Wichtig für die Beantwortung dieser Frage ist zunächst der Punkt, dass Hypnose immer „gewollt" werden muss. Jede Hypnose ist IMMER eine Selbsthypnose. Das bedeutet, dass die Hypnose beziehungsweise alles, was wirken kann, immer vom Hypnotisierten ausgeht. Man kann es sich vorstellen wie bei einem Tanz: Der Hypnotisierende kann führen, doch der Hypnotisand tanzt mit. Wenn man sich selbst während der ganzen Hypnose denkt: „Was für ein Blödsinn!", und sich dadurch erst gar nicht auf die Hypnose einlässt, wird nichts geschehen. Man muss selbst die inneren Bilder im Kopf entstehen lassen und an dem Punkt stehen, an dem man bereit ist, etwas dauerhaft verändern zu wollen. Wenn das der Fall ist, kann Hypnose bei jedem effektiv wirken.

Wie kann Hypnose mein Leben verändern?

Wir glauben, dein Leben kann immer dann verändert werden, wenn DU bereit bist, dein Leben zu verändern. Wenn du an dem Punkt stehst, die Verantwortung für alles in deinem Leben zu übernehmen, ist Hypnose unserer Erfahrung nach die beste Unterstützung, deine Vorsätze in die Tat umzusetzen. Hypnose verändert dein Leben, indem du bereit bist, etwas an und in dir zu verändern.

Wie kann ich mich gut auf die Hypnose vorbereiten?

Du bereitest dich schon dein ganzes Leben auf Hypnose vor, weil du Trancezustände immer und immer wieder erlebst. Natürlich ist es wichtig, innerlich die richtige Einstellung zu haben und offen für Hypnose zu sein.

Zusätzlich ist Hypnose wie so vieles etwas, das bei den meisten Menschen mit jeder Wiederholung besser funktioniert. Wir Menschen sind Gewohnheitstiere. Alles, was wir oft wiederholen, können wir mit der Zeit immer besser. Genauso ist es auch mit Hypnose. Gib dir selbst Zeit und du wirst merken, wie deine Trancezustände von Mal zu Mal intensiver werden.

Was macht Hypnose mit meinem Körper und meiner Psyche?

Von außen betrachtet wirkt Hypnose, wenn es sich nicht um eine Showhypnose handelt, wie Schlafen. Darauf und eventuell auch auf die Bedeutung des Wortes („hypnos" = Schlaf) ist das häufig verbreitete Gerücht zurückzuführen, Hypnose sei dem Schlaf gleichzusetzen. Der Körper befindet sich während der Hypnose meistens in einem entspannten Zustand.

Geistig gesehen ist Hypnose jedoch das Gegenteil von Schlaf. Für unseren Geist ist Hypnose wie Arbeit. Er hat viel damit zu tun, sich all das Gesagte vorzustellen und es in Bilder umzuwandeln. Es besteht innerlich eine um ein Mehrfaches erhöhte Aufmerksamkeit und Wahrnehmungsfähigkeit in Richtung einer bestimmten Konzentration.

Die Hypnose ermöglicht seelische und geistige Leistungen, die willkürlich nicht zu erbringen sind.[19]

Gibt es Gefahren?

Die Gefahren einer sachgemäß ausgeführten Hypnose sind in der Regel äußerst überschaubar. Es gibt jedoch einige Kontraindikationen, bei denen von einer Hypnose abgesehen beziehungsweise vorab ärztlicher Rat eingeholt werden sollte.

Liegen beispielsweise psychische Erkrankungen wie Schizophrenie, Neurosen, Psychosen oder eine akute Traumatisierung vor, sollte vor Beginn einer hypnotischen Behandlung auf jeden Fall Rücksprache mit dem zuständigen Facharzt gehalten werden.

---

[19] S. Meinhold, Werner J.: *Das große Handbuch der Hypnose. Theorie und Praxis der Fremd- und Selbsthypnose*. 11. Aufl. Kulmbach: ML Verlag, 2015 [1. Aufl. Kreuzlingen: Ariston Verlag, 1980], S. 34.

Auch bei einem sehr niedrigen Blutdruck, akuten Herz-, Kreislauf- und Atemproblemen oder Anfallserkrankungen wie beispielsweise Epilepsie sollte von einer Behandlung mittels Hypnose abgesehen werden. Epileptische Anfälle können durch die Entspannung während der Hypnose zwar normalerweise nicht ausgelöst, unter Umständen jedoch begünstigt werden.

Wer unter Drogen oder Alkoholeinfluss steht beziehungsweise Psychopharmaka oder starke Beruhigungsmittel zu sich genommen hat, darf ebenfalls nicht hypnotisiert werden. Da Hypnose bekanntermaßen mit dem Unterbewusstsein arbeitet, sollte es wenig überraschen, dass bewusstseinsverändernde Medikamente oder Substanzen einen unter Umständen ungewünschten Einfluss auf den Erfolg einer Behandlung haben könnten.[20]

Was passiert während der Behandlung mit meinem Körper?

Der Körper geht in einen Entspannungs- und Regenerationszustand über. Das bedeutet, dein Körper ist völlig entspannt, also ähnlich wie beim Schlafen.

Du kannst dich jederzeit bewegen, obgleich dies vielen Menschen durch die körperliche Entspannung während der Hypnose etwas schwerer fällt.

Findet die Veränderung auf einer energetischen Ebene statt oder sind es körperliche Vorgänge?

Auch wenn Hypnose sich zunächst auf der geistigen beziehungsweise gedanklichen Ebene abspielt, lassen sich auch körperliche, teils sogar motorische Reaktionen nicht leugnen.

---

[20] S. Ahlfeld, Benedikt; Strobl, Stefan: *Hypnose lernen – Praxishandbuch. Tiefe Trance, Selbsthypnose, Blitzhypnose und die sichere Anwendung im Alltag.* Norderstedt: Books on Demand, 2016, S. 45–50.

So verwundert es wenig, dass Selbsthypnose als Teil des mentalen Trainings auch im Sport bereits häufig angewendet wird, um die Ergebnisse der Athleten zu verbessern.

Ein spannendes Beispiel dafür, inwieweit Selbsthypnose die Leistungen eines Menschen beeinflussen kann, ist folgender Versuch zur Muskelkraft des Armes: Diese betrug bei einer Reihe von Versuchspersonen durchschnittlich circa 100 Pfund. Innerhalb einer Stunde wurde den Probanden zunächst unter Hypnose Müdigkeit und Schwäche suggeriert. Die anschließende Messung der Muskelkraft ergab nur mehr knapp 30 Pfund. Direkt danach wurde den gleichen Versuchspersonen genau das Gegenteil suggeriert. Nach den Suggestionen zu Stärke wurde die Muskelkraft noch einmal gemessen. Sie stieg auf fast 150 Pfund.[21]

Kann Hypnose körperliche Symptome lindern oder sogar beseitigen?

Auf alle Fälle! Die Wirksamkeit von Hypnose bei verschiedensten körperlichen Problemen wurde bereits in vielen Studien zu unterschiedlichen Symptomen belegt. Zusätzlich zu der zuvor bereits angesprochenen Raucherentwöhnung beziehungsweise Suchtbekämpfung wurde beispielsweise die Wirksamkeit zur Behandlung von Übergewicht oder diversen Angststörungen wie Phobien oder Prüfungsängsten bereits mehrfach nachgewiesen.[22]

Werden die Ursachen dieser Störungen mit Hypnose neutralisiert, verschwinden auch die damit verbundenen körperlichen Neben-

---

[21] S. Tepperwein, Kurt: *Die hohe Schule der Hypnose. Fremdhypnose – Selbsthypnose. Praktische Hilfe für jedermann.* 3. Aufl. München: Wilhelm Heyne Verlag, 2015 [1. Aufl. 1977], S. 293.

[22] S. Schlicht, Irina: *Was quält mich, und wenn ja, warum? Faszinierende Geschichten aus der Hypnose-Therapie.* München: Arkana, 2011.

erscheinungen. So lassen sich auch Schlafstörungen oder psychosomatische Beschwerden wie Migräne, Reizdarm, Neurodermitis oder Asthma nachweislich oftmals sehr gut mittels Hypnotherapie behandeln.[23]

Obgleich die Behandlung diagnostizierter Krankheitsbilder in unseren Kulturkreisen berechtigterweise Ärzten vorbehalten ist, finden hypnotische Behandlungsmethoden auch in der Schulmedizin mehr und mehr Einsatz und Anerkennung. Über die Anwendung als Betäubungsmittel für Operationen haben wir zu Beginn des Buches bereits gesprochen.[24] Medizinische Hypnose wird inzwischen aber auch vermehrt im Anschluss an Operationen zur Verbesserung der Heilung eingesetzt oder aber nach Knochenbrüchen oder Verbrennungen. Sogar bei der Behandlung von Krebspatienten wurde die hilfreiche Wirkung der Hypnose zur Steigerung des allgemeinen Wohlbefindens, zur Verringerung von Übelkeit und Erbrechen während der Chemotherapie und zur Schmerzreduktion bereits mehrfach untersucht und wissenschaftlich bestätigt.[25]

Apropos Schmerzreduktion: Ein wesentlicher Grundsatz der Methode des sogenannten Hypnobirthing lautet, dass eine natürliche Geburt nicht mit Schmerzen verbunden sein muss. Bei gezielter Anwendung verschiedener Techniken kann eine Geburt letztlich sogar völlig ohne Schmerzen verlaufen. Auch wenn der Erfolg dieser Methode natürlich von zahlreichen Faktoren abhängt, gibt es zahlreiche

---

[23] S. Schlicht, Irina: *Was quält mich, und wenn ja, warum? Faszinierende Geschichten aus der Hypnose-Therapie*. München: Arkana, 2011.

[24] S. ebenda.

[25] S. Mongan, Marie F.: *HypnoBirthing. Der natürliche Weg zu einer sicheren, sanften und leichten Geburt*. Übers. Claudia Mund, Björn Bordon. 6. Aufl. Murnau: Mankau, 2018 [1. Aufl. Deerfield Beach: Health Communications, 2005].

Studien, die dir die Wirksamkeit dieser Methode bestätigen werden.[26] Und was fast noch wichtiger ist: Auch wir selbst haben die Erfahrung einer Geburt unter Hypnose gemacht. Was sollen wir sagen? Es funktioniert wirklich!

Worauf wir letztlich hinauswollen, ist Folgendes: Die moderne Medizin beginnt sich aus unserer Sicht den positiven Aspekten hypnotischer Behandlungen mehr und mehr zu öffnen. Das ist gut so, denn oftmals sind die möglichen Nebenwirkungen in diesen Fällen weitaus geringer und vor allem wesentlich besser absehbar als beim Einsatz starker chemischer Medikamente.

Immer häufiger melden sich Menschen bei uns, denen ihr behandelnder Arzt eine Hypnose zur (unterstützenden) Behandlung ihrer Beschwerden empfohlen hat, und wir hören auch von immer mehr Medizinern, die eine Zusatzausbildung im Bereich der Hypnose beginnen wollen oder bereits begonnen haben.

Das gestiegene Interesse an der Thematik im Allgemeinen wirkt sich letztlich auch auf die Forschung aus. Daher gibt es auch immer mehr wissenschaftliche Studien und Forschungsprojekte, die die Wirksamkeit von Hypnose bei bestimmten gesundheitlichen Problemen untersuchen. Neben „klassischen" Anwendungsfeldern, von denen man schon länger weiß, dass sie sich gut mit Hypnosetechniken behandeln lassen (zum Beispiel Abbau von Stressreaktionen, Sprach- und Sprechstörungen, Überwindung von Minderwertigkeitsproblemen), rücken nun auch vermehrt Beschwerden in den Mittelpunkt, die man bisher kaum mit Hypnose in Verbindung gebracht hätte. In Deutschland wird aktuell beispielsweise untersucht, inwieweit hypnotische

---

[26] S. „Forschungsprojekte", in: Deutsche Gesellschaft für Hypnose und Hypnotherapie e. V., https://dgh-hypnose.de/forschungsprojekte [17.11.2022].

Methoden bei Heuschnupfen, Reizdarm oder Rückenschmerzen helfen können.[27]

Insgesamt gesehen erfreut uns diese Entwicklung sehr. Denn sie wird dafür sorgen, dass Hypnose noch größere Anerkennung in unserer Gesellschaft finden und so letztlich noch mehr Menschen helfen wird, ihre Gesundheit zu verbessern, das eigene Wohlbefinden zu erhöhen oder ihr persönliches Glück zu finden.

Warum wirkt Hypnose manchmal nicht?

Dafür kann es unterschiedliche Gründe geben. Vielleicht sind die betreffenden Menschen innerlich noch nicht bereit für Veränderungen. Vielleicht haben sie unbewusst einen Vorteil aus dem scheinbar negativen Verhalten. Vielleicht möchten sie die Veränderung aber auch nur für einen anderen Menschen vornehmen. Dadurch könnten sie noch nicht an dem Punkt angelangt sein, an dem man sein muss, um dauerhafte Veränderungen hervorzurufen.

Es kann viele individuelle Gründe geben, warum Hypnose manchmal nicht wirkt. Fest steht allerdings, dass jeder, der etwas verändern will und sich die Zeit dafür nimmt, an sich zu arbeiten, die Möglichkeit hat, unglaubliche Dinge zu erleben.

Wenn ich eine unangenehme Angewohnheit schon seit Jahrzehnten an den Tag lege und sie mit Hilfe von Hypnose behandle, vergisst mein Unterbewusstsein dann diese Angewohnheit?

Nein, dein Unterbewusstsein vergisst diese Angewohnheit nicht, jedoch wird diese alte Angewohnheit ersetzt durch eine neue.

---

[27] S. Kaffenberger, Marcel: „Unterbewusstsein“, https://www.marcelkaffenberger.com/unterbewusstsein/amp [17.11.2022].

Du kannst es dir so vorstellen, dass in deiner linken Hand deine Angewohnheit ist. Nehmen wir an, es handelt sich dabei um das Rauchen. Stell dir jetzt vor, in deiner rechten Hand ist das Muster des Nichtrauchens. Nun halte die beiden Hände wie eine Wippe. Es können nicht beide Gewohnheiten nebeneinander existieren. Bei Gewohnheiten gibt es wie bei einer Wippe kaum einen Zustand der Ausgeglichenheit. Wenn das eine groß ist, ist das andere klein. Es verhält sich wie bei einer Wechselwirkung. Wenn das Nichtrauchen gestärkt wird (in diesem Fall durch Hypnose), wird automatisch das Muster des Rauchens weniger. Und mit jedem Tag, an dem dieses alte Muster nicht mehr erlebt wird, wird es weniger und weniger. Irgendwann ist es so klein geworden, dass man sich gar nicht mehr sicher ist, ob es jemals vorhanden war.

Was kann ich zusätzlich täglich tun, damit meine Ziele Realität werden?

Neben Hypnose gibt es folgende zwei Tools, die gut funktionieren und die du für dich ausprobieren könntest:

Tool 1:

Wenn du bemerkst, dass gerade ein Gedanke in deinem Kopf war, der dir nicht dienlich ist, dir also nicht dabei hilft, dein Ziel zu erreichen, dann lösche diesen Gedanken wieder. Du kannst zu diesem Zweck einfach fünfmal hintereinander das komplette Gegenteil denken. Damit erschaffst du einfach deine eigene Wahrheit! Wir haben im Laufe der Zeit festgestellt, dass das fünfmalige Denken des Gegenteils von etwas dazu führt, dass der ursprüngliche negative Gedanke immer seltener auftaucht und irgendwann verschwindet.

Vielleicht weißt du bereits, dass unser Gehirn nicht unterscheidet zwischen einem Gedanken, der wahr ist, und einem Gedanken, der unwahr ist. Das bedeutet, jeder Gedanke ist erst einmal gleich viel wert.

In den letzten Jahrzehnten wurde viel darüber diskutiert, wie viele Gedanken wir pro Minute haben. Mittlerweile wird davon ausgegangen, dass wir pro Sekunde circa 11 Millionen Sinneseindrücke in unserem Gehirn verarbeiten. Davon nehmen wir jedoch nur etwa 40 bewusst wahr. Es wird angenommen, dass wir circa 60.000 Gedanken täglich denken.[28]

Selbstverständlich bekommst du längst nicht alle diese 60.000 Gedanken täglich bewusst mit.

Nehmen wir jetzt einmal an, du verschwendest diese wenigen Gedanken, die in dein Bewusstsein kommen, jedes Mal dafür, etwas „Schlechtes" zu denken. Der Begriff „schlecht" ist hier natürlich Definitionssache. Aber stell dir vor, du fasst zum Beispiel immer wieder einen Gedanken, der dir selbst nicht guttut. Automatisch prägt sich dieser negative Gedanke immer tiefer und tiefer ein. Man kann sich gut vorstellen, dass solche Gedanken im Laufe der Zeit Wirkung zeigen.

Unsere Gedanken haben, wie wir bereits erfahren haben, direkte Auswirkungen auf unseren Körper. Erinnere dich zurück an das Beispiel der Limette[29]. Vielleicht bemerkst du jetzt sogar schon allein beim Wort Limette einen erhöhten Speichelfluss. Zack – das ist eine Auswirkung auf deinen Körper.

Wir empfehlen dir, deine Gedanken zu beobachten und alle negativen Gedanken mit mindestens fünf neuen positiven Gedanken zu „löschen". Probiere es aus und betrachte eine Zeit lang deine bewussten Gedanken. Achte darauf, welche von ihnen dir immer wieder in den Sinn kommen und dich nicht dabei unterstützen, deine Ziele zu

---

[28] S. Leitner, Michael: „Warum Lachen so gesund ist", in: Gesund.at, http://www.gesund.at/psyche/lachen-koerper-weltlachtag/ [17.11.2022].

[29] S. S. 32

erreichen. In diesem Fall denke, wie gesagt, einfach etwas anderes, und zwar am besten das komplette Gegenteil.

Tool 2:
Verwende die fünf Minuten abends, bevor du einschläfst, IMMER dazu, dir vorzustellen, wie du dein Ziel erreicht hast. Unser Unterbewusstsein schläft nicht und verarbeitet die Gedanken, die wir vor dem Einschlafen haben, nachts am intensivsten.

Vielleicht kennst du es, wenn man abends einen gruseligen Film anschaut und dann auch noch davon träumt. Genau diesen Effekt solltest du für dich ausnutzen. Lass dein Unterbewusstsein nachts für dich arbeiten und nicht gegen dich!

Leider machen die meisten Menschen abends häufig genau das Gegenteil. Sie denken darüber nach, was tagsüber alles an Schlechtem geschehen ist und was sie am nächsten Tag alles tun müssen. Morgens sind sie dann nicht einmal richtig erholt und wundern sich darüber.

Du solltest dir bewusst sein, dass deine Gedanken ganz besonders vor dem Schlafen deine Erholungsphase beeinflussen und du sie deshalb immer BEWUSST in die richtige Richtung lenken solltest. Stelle dir also vor dem Schlafen intensiv vor, was du dir in deinem Leben wünschst und wie du deine Ziele bereits erreicht hast.

Teil 2

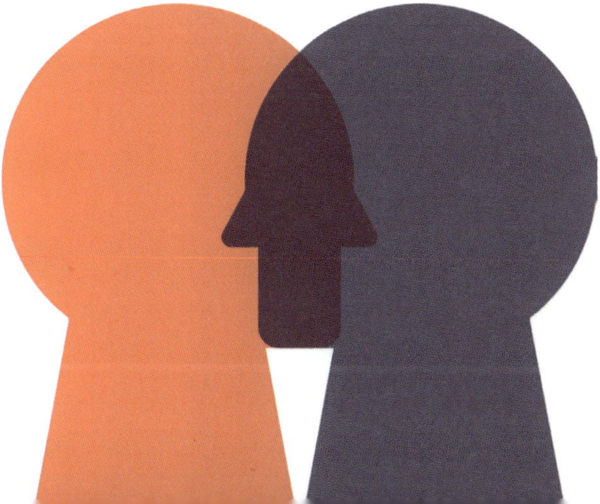

Richte deinen Fokus auf die Lösung und nicht auf das Problem.

[Mahatma Gandhi]

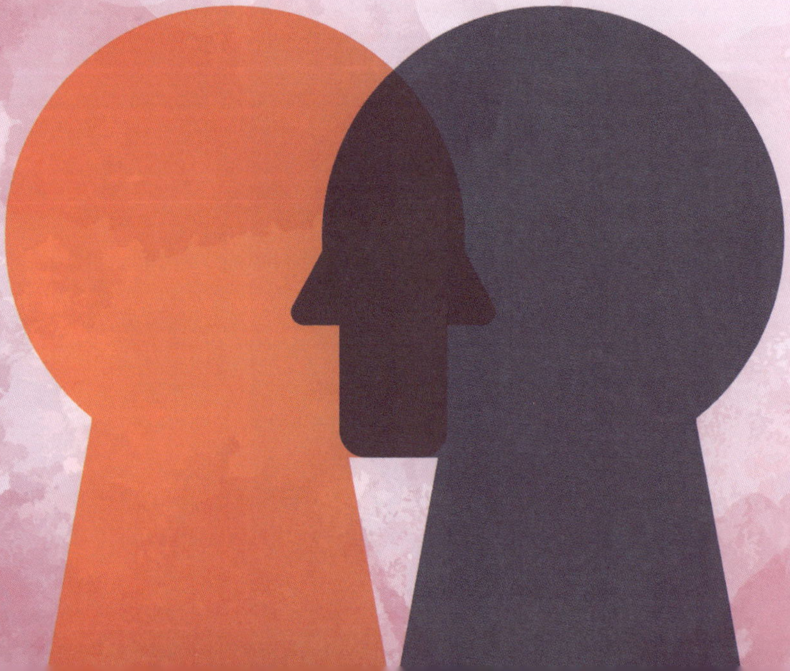

Bye-bye negative Gedanken: Verändere dein Mindset!

Im zweiten Teil dieses Buches geht es um deine ganz persönliche und individuelle Hypnose. Auf den folgenden Seiten findest du eine Reihe von Texten, aus denen du dir deine Hypnose zusammenstellen kannst. Doch bevor du in Kürze mit deiner ersten eigenen Hypnose startest, möchten wir, dass du deine innere Einstellung, deine eigenen Glaubenssätze, überprüfst.

Viele von uns sehen das Leben als Kampf an. Diese Einstellung entspringt zum einen unseren Erfahrungen und Enttäuschungen und zum anderen seelischen Verletzungen. Falls das bei dir der Fall ist, können dir die folgenden Zeilen hilfreich sein.

Wichtig ist es, sich von negativen Glaubenssätzen zu befreien und zu erkennen, dass du nicht geboren wurdest, um zu kämpfen, um alles schaffen zu müssen und um alle Last allein zu bewältigen. Wenn dem so wäre, bedeutete dies, dass du jeden Tag sämtliche Kräfte aktivieren und gegen Windmühlen kämpfen müsstest. Erkenne selbst, dass so etwas auf Dauer unmöglich ist. Diesen Kampf könnte man nur verlieren.

Eines ist sicher: Mit vielen tief verwurzelten negativen Glaubenssätzen schwinden die Kräfte immer mehr und man hat keine Energie für die einfachsten Dinge im Leben. Daher ist es wichtig, zunächst zu erkennen, dass dies verändert werden muss.

Werde dir bewusst, dass es einen anderen Weg gibt, einen Weg der Zufriedenheit, der dich trotzdem zum Erfolg führt. Es darf leichter werden!

Denke jetzt einmal an die Person in deinem Umfeld, von der du glaubst, dass sie am glücklichsten ist. Denke also an den Menschen in deinem Umfeld, bei dem scheinbar alles perfekt ist und der einfach immer glücklich wirkt. Wenn du jetzt eine Weile an diese Person denkst, wirst du feststellen, dass es auch im Leben dieses Menschen Probleme gibt.

Häufig entscheidet maßgeblich die Einstellung den eigenen Herausforderungen gegenüber, ob man ein glückliches Leben führt oder immer in irgendeiner Form unglücklich ist. Denn ob es einfach ist im Leben oder ob man ständig das Gefühl hat, kämpfen zu müssen, liegt weitestgehend an der inneren Einstellung dem Leben gegenüber, die man sich über Jahre aufgebaut hat.

Mögliche negative Gefühle aus der Kindheit haben sich vielleicht tief abgespeichert. Daraus sind möglicherweise negative Gedanken entstanden, die bis in das Erwachsenenalter hineinwirken, Gedanken wie: „Ich bin nicht gut genug". Solche negativen Gedanken können auch in dir abgespeichert worden sein – all das, was dir jetzt nicht hilft und dir selbst nicht dienlich ist.

Entscheide dich dafür, diese negativen Dinge endlich hinter dir zu lassen. Entscheide dich jetzt für ein Ende aller negativen Gedanken dir selbst gegenüber und entscheide dich dafür, dein Leben selbst in die Hand zu nehmen. Spüre tief in deinem Inneren die Möglichkeit eines neuen Weges und die Bereitschaft, diesen zu gehen.

Wenn du dazu noch eine kleine Übung machen möchtest, bevor du damit beginnst, deine Hypnose aufzunehmen, dann kannst du

Folgendes tun: Nimm dir ein Blatt Papier zur Hand und schreib alle Gedanken auf, von denen du glaubst, dass sie negativ sind.

Beginne vielleicht mit sämtlichen negativen Gedanken dir selbst gegenüber.

Wenn du möchtest, kannst du auch alle Situationen aufschreiben, die dich heute noch belasten.

Du kannst ausführliche Sätze aufschreiben oder auch nur Stichpunkte. Lass dir ruhig Zeit und mach diese Übung erst dann, wenn du dich dazu bereit fühlst.

Wenn du alle negativen Gedanken, die dir einfallen, aufgeschrieben hast, dann falte das Blatt. Nimm es zu deinem Herzen und entscheide, damit jetzt deinen Frieden zu schließen und loszulassen.

Wenn du möchtest, kannst du dieses Blatt dann auch symbolisch verbrennen oder sogar begraben.

Du wirst morgen sein,
was du heute denkst!

[Buddha]

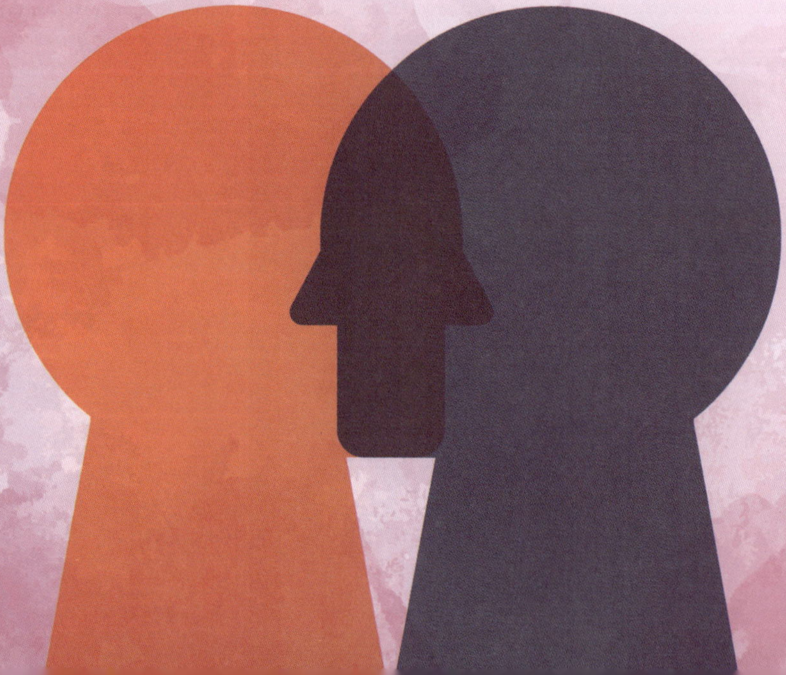

Gewusst wie: Tipps und Tricks für deine perfekte Hypnose

Manchmal sind es im Leben die kleinen Dinge, die einen großen Unterschied machen. In diesem Kapitel findest du einige Tipps und Tricks, mit deren Hilfe deine Hypnose noch besser gelingen kann.

Vielleicht bemerkst du bei deinen Aufnahmen, dass dir einige dieser Tipps sehr leichtfallen oder du sie gar automatisch anwendest. Falls das nicht der Fall sein sollte, ist es auch kein Problem. Wenn du möchtest, kannst du einfach einen kleinen Merkzettel neben dich legen, um während der Aufnahme an diese Punkte zu denken.

Solltest du den ein oder anderen Tipp einmal nicht berücksichtigen, ist dies auch nicht weiter schlimm. Sie sind vor allem dazu da, die Hypnose für dich noch angenehmer zu machen.

Achte auf Ruhe!

Achte darauf, dass du ungestört und in Ruhe die Zeit deiner Hypnose genießen kannst. Leg alles, was dich stören könnte, zur Seite und mach es dir richtig gemütlich.

Wenn du deine Hypnose aufnimmst, so tu dies in einer ruhigen Umgebung, damit du dich später nicht am Lärm im Hintergrund störst.

Nimm dir Zeit!

Die optimale Zeit, um deine Hypnose anzuhören, ist abends. In dieser Zeit ist dein Unterbewusstsein besonders suggestibel, also aufnahmefähig. Auch jede andere Zeit des Tages ist möglich, solange du dich wohlfühlst und unter keinem zeitlichen Druck stehst.

Mache Pausen!

Wenn du irgendwo bei den Hypnosetexten, die du dir aufnimmst, drei in Klammern stehende aufeinanderfolgende Punkte siehst (wie hier: (…)), bedeutet dies Folgendes: Lege beim Sprechen eine kleine Pause ein. Atme mindestens einmal ein oder zähle innerlich bis drei, bevor du weitersprichst. Die drei Punkte werden dir passende Pausen in den Texten verschaffen, die deine Hypnose angenehm und entspannend für dich machen.

Verwende eine angenehme Stimme!

Versuche deine Stimme ganz ruhig, tief und angenehm klingen zu lassen, damit es für dich noch schöner wird, dir selbst zuzuhören.

Keine Sorge, wenn es sich für dich zu Beginn seltsam anfühlt, dir selbst zu zuhören. Schon nach ein paar Mal wird es für dich ganz normal sein.

Durch deine eigene Stimme kann die Hypnose von deinem Unterbewusstsein noch besser angenommen werden.

Nutze die eingebauten hypnotischen Sprachmuster!

In die Hypnosetexte dieses Buches sind besondere Sprachmuster eingebaut, sodass dein Unterbewusstsein die Anweisungen besonders leicht aufnehmen kann.

Hypnotische Sprachmuster wie Wiederholungen werden dir vermutlich schnell auffallen. Andere typisch hypnotische Muster sind zum Beispiel leicht verwirrende Aussagen, bei denen du möglicherweise nicht genau weißt, was damit gemeint ist, oder nur scheinbare Wahlmöglichkeiten.

Versuche, den Zustand der Trance einfach geschehen zu lassen. Denke gar nicht lange darüber nach, ob Hypnose bei dir funktioniert oder nicht, ob du alles richtig gemacht hast, oder darüber, ob du im Allgemeinen suggestibel bist. Versuche es einfach. Denn Probieren geht über Studieren!

Positive Gedanken sind der beste Start für die Reise auf die Sonnenseite des Lebens.

[Jeremy A. White]

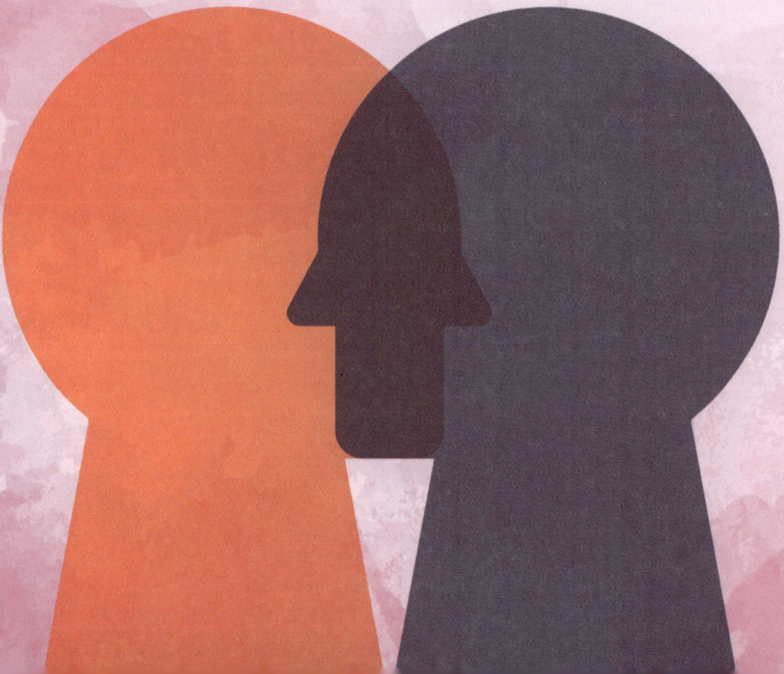

Werde HypnotiseurIn: Wie du deine perfekte Hypnose kreierst

Was schwierig ist, wird oft leichter, wenn man Schritt für Schritt vorgeht. Daher lernst du in diesem Kapitel Schritt für Schritt, wie du deine perfekte Hypnose kreierst.

Jede Hypnose besteht aus fünf Schritten, den Schritten 1 bis 5, sowie einem vorbereitenden Schritt, den wir als Schritt 0 bezeichnen.

Bevor die einzelnen Schritte in den folgenden Abschnitten jeweils noch genau beleuchtet werden, sollen Sie an dieser Stelle kurz vorgestellt werden.

Schritt 0: Vor dem Start

Damit du vor dem Beginn der Hypnose genug Zeit hast, um dich in Ruhe bequem hinzulegen und dir einen Punkt an der Decke zu suchen (was für den folgenden Schritt 1 wichtig ist), hörst du dir zuerst circa zwei bis drei Minuten lang nur leise Hintergrundmusik an, die du dir auf deinem Smartphone aufgenommen hast.

Schritt 0 solltest du bei jeder Hypnose genau gleich ausführen.

Schritt 1: Fixation

Nach den zwei bis drei Minuten, in denen du es dir gemütlich gemacht hast, wird deine Hypnose immer mit Schritt 1 beginnen.

Dabei fixierst du einen Punkt an der Decke, bis sich deine Augen schließen.

Auch Schritt 1 solltest du bei jeder Hypnose gleich ausführen.

Schritt 2: Einleitung

Schritt 2 besteht darin, dass du dir einen der Texte, die du auf den folgenden Seiten finden wirst, zur Einleitung deiner Trance anhörst.

Entscheide dich für eine Einleitung. Lies dir dazu gerne alle Einleitungen durch und finde heraus, welche dir persönlich am meisten zusagt.

Wenn du glaubst, ein Mensch zu sein, dem es schwerfällt, sich zu entspannen, entscheide dich für eine längere Einleitung wie die im folgenden Abschnitt vorgestellte Entspannungseinleitung.

Wenn du ganz sichergehen möchtest, dass du deine Hypnose optimal vorbereitest und einleitest, hast du sogar die Möglichkeit, zwei Einleitungen hintereinander aufzunehmen.

Schritt 3: Vertiefung

Auch für Schritt 3, die Vertiefung, suchst du dir einen der weiter unten folgenden Texte aus.

Achte darauf, dass du eine kurze Pause zwischen der Einleitung und der Vertiefung machst und dass deine Einleitung gut zu deiner Vertiefung passt.

Probiere ruhig mehrere Vertiefungen aus. Mit jeder neuen Hypnose wirst du bemerken, dass manche Vertiefungen für dich sehr gut funktionieren und andere vielleicht nicht das Richtige sind.

Schritt 4: Wirkteil

Schritt 4, der Wirkteil, ist das Herzstück deiner Hypnose. Hier hörst du dir einen der weiter unten folgenden Texte an.

Du kannst selbst entscheiden, welcher Wirkteil für dich gerade passend ist und dir guttun wird. Finde heraus, welches Thema für dich aktuell wichtig ist.

Vielleicht merkst du dies am besten, wenn du dir alle Hypnosetexte durchliest, oder vielleicht weißt du schon anhand der Überschriften, was dich gerade triggert.

Pro kompletter Hypnose ist ein Wirkteil angedacht.

Stelle sicher, dass der richtige Zeitpunkt für dich gekommen ist, um ein Thema zu bearbeiten.

Schritt 5: Ausleitung

Nach deiner Hypnose kannst du dir wieder eine Minute Zeit geben, um das angenehme Gefühl noch zu genießen.

Den Abschluss deiner Hypnose bildet dann ein Ausleitungstext. Ausleitung bedeutet, dass du aus deinem Trancezustand wieder zurück ins Hier und Jetzt findest. Dazu kannst du den unten folgenden Text „Ausleitung" wählen.

Alternativ kannst du die Hypnose auch direkt in Schlaf übergehen lassen. In diesem Fall nimmst du dir die Ausleitung „Schlaf" am Ende auf.

Achte darauf, dass du direkt nach der Hypnose noch etwas Zeit für dich hast. Für viele Menschen ist es nämlich sehr angenehm, wenn sie danach ein paar Minuten Zeit haben, um die Hypnose bewusst zu verarbeiten und Revue passieren zu lassen.

Ein kleiner Tipp: Um bei deiner Aufnahme zügig den nächsten Text zu finden, kannst du dir zum Beispiel Post-its an die passenden Seiten dieses Buches kleben.

Wichtig ist, dass jede Hypnose IMMER alle der genannten Schritte enthalten soll! Achte darauf, dass jede Hypnose gleich aufgebaut ist!

Zudem ist zu bedenken, dass die nachfolgenden Hypnosetexte nicht Wort für Wort verwendet werden müssen. Das bedeutet, du kannst die Übergänge auch selbst mitgestalten, wenn du es möchtest.

Die fertige Hypnose solltest du dir dann regelmäßig anhören, damit dein Unterbewusstsein einen deutlichen Eindruck davon erhält, was du zurzeit verändern möchtest.

SCHRITT 0: VOR DEM START

Wie gerade schon kurz erwähnt, solltest du Schritt 0 – und Schritt 1 – bei jeder Hypnose gleich ausführen.

Für Schritt 0 deiner Hypnose nimmst du dir an deinem Smartphone zuerst circa zwei bis drei Minuten lang nur leise Hintergrundmusik auf, um später Zeit zu finden für eine bequeme Position und für das Schließen der Augen, das wir dir im nächsten Abschnitt näher erklären werden.

Die Musik kannst du während der ganzen Aufnahme leise im Hintergrund mitlaufen lassen oder einfach später ergänzen, wenn du dir die fertige Hypnose anhörst. Das könntest du zum Beispiel so machen, dass du deine Hypnose am Smartphone aufnimmst und im Hintergrund an einem anderen Gerät Musik laufen lässt.

Wähle eine Musik, die für dich passend ist, und mach die Musik etwas leiser, als du sie vor deiner Hypnose als angenehm empfindest.

Achte darauf, dass es eine Musik ist, die ruhig ist ohne große Höhen und Tiefen. Erfahrungsgemäß fördert leise und beruhigende Musik die Trancetiefe.

Wenn du jemand bist, den Musik stört, dann lass die Musik einfach weg. In diesem Fall nimm dir bei deiner Aufnahme zu Beginn zwei bis drei Minuten lang nichts auf.

SCHRITT 1: FIXATION

Liebe Hypnotiseurin, lieber Hypnotiseur, es geht los. Ab hier nimmst du dir nun deine individuelle Hypnose auf, deren einzelne Teile du dir selbst zusammenstellst.

Du findest in diesem Abschnitt den genauen Text für die Fixation, den du dir, nachdem du zwei bis drei Minuten Musik aufgenommen hast, zum Start deiner Hypnose aufnimmst.

Dein erstes Post-it sollte genau an die Stelle des Textes zur Fixation kommen, damit du bei jeder Hypnose, die du dir aufnimmst, sofort den Start findest.

Doch zuvor möchten wir dir noch einige wichtige Aspekte zur Fixation erläutern, bei der du einen Punkt an der Decke fixierst, bis sich deine Augen schließen.

Das Fixieren eines Punktes ist deshalb so wichtig, weil du dadurch alle anderen Reize von außen minimierst und sich dein Geist besser fokussieren kann.

Zum Einleiten deiner Hypnose hat sich in der Praxis folgende äußerst einfache Methode als sehr effektiv erwiesen: Suche dir in dem Zimmer, in dem du deine Selbsthypnose durchführen möchtest, einen Punkt aus, der sich über deinem Kopf befindet. Du legst dich einfach bequem hin und schaust auf die Decke.

Falls es für dich angenehmer ist und du die Hypnose halbsitzend erleben möchtest, würden wir dir raten, trotzdem zu Beginn deinen

Kopf nach hinten zu beugen, um einen geeigneten Punkt an der Decke zu finden. Du kannst den Kopf nach der Fixation zum Augenschließen dann nach vorne kippen lassen.

Der wichtige Punkt an der Decke sollte nicht direkt über deinen Augen sein, sondern etwas weiter hinten, sodass es für deine Augen schwierig ist, diesen Punkt über dir zu sehen. Deine Augen sollten bei der Fixierung des Punktes also ein Stückchen nach oben gedreht sein.

Wenn du einen solchen Punkt in deinem Zimmer nicht sehen kannst (du also zum Beispiel keine Holzdecke hast, an der Aststellen zu sehen sind), dann nimm dir einfach ein Hilfsmittel zur Hand. Zum Beispiel könntest du dir ein Post-it ausschneiden und es an die Decke kleben. Vielleicht hast du auch einen Sticker zu Hause oder du malst einen schwarzen Punkt auf ein Blatt und klebst es an die Decke.

Die perfekte Position findest du, wenn du deinen Kopf bequem in die Position nach hinten legst, in der du dann in Selbsthypnose liegen wirst. Anschließend bringst du den erwähnten Punkt circa 20 cm hinter der Stelle an, die direkt über deinen Augen an der Decke zu sehen ist.

Wenn du diesen Punkt gefunden hast beziehungsweise einen Punkt an der Decke befestigt hast, geht es los. Keine Sorge: Du hast ja zwei Minuten lang Zeit, um dich bequem hinzulegen und diesen Punkt zu finden.

Dann schau dir den Punkt über deinem Kopf an. Versuche nun wirklich, nur noch diesen Punkt zu fixieren. Deine Augen schauen dann nur noch auf diesen ganz speziellen Punkt.

Relativ schnell wirst du merken, dass deine Augen schwer werden oder vielleicht sogar leicht zu brennen beginnen.

Versuche trotzdem nicht, zu blinzeln, fixiere diesen Punkt richtig. Gleichzeitig solltest du tief einatmen, deinen Atem kurz anhalten und anschließend langsam und lang wieder ausatmen.

Mit dieser Atemtechnik wirst du so lange fortfahren, bis deine Augen richtig schwer werden und du sie nicht mehr aufhalten kannst oder möchtest. Wenn das der Fall ist, wirst du beim nächsten Ausatmen deine Augen schließen.

Gleichzeitig erlaubst du dir dann, selbst ganz tief in diesen Entspannungszustand hineingleiten zu dürfen. Du atmest dann wieder normal und ruhig weiter.

Dieses Prozedere wird circa ein bis zwei Minuten dauern und du nimmst dir dazu den Text zur Fixation auf.

Beim ersten Mal fühlt es sich für dich vielleicht an, als sei es schwierig, den genannten Ablauf Schritt für Schritt durchzugehen. Aber schon beim zweiten Mal wirst du merken, dass es sehr schnell und sehr einfach geht.

Nach der Fixation kannst du dann Schritt für Schritt mit den anderen Teilen deiner Selbsthypnose fortfahren.

Die Selbsthypnose kann von dir jederzeit erneuert werden. Du kannst deinem Unterbewusstsein also stets genau das geben, was für dich gerade wichtig ist. Die ersten Minuten jedoch können immer gleichbleiben, damit dein Unterbewusstsein zügig lernt, was kommt, und sich immer schneller darauf einlassen kann.

Wenn du bereit bist, kann es nun mit dem Text für die Fixation losgehen. Vielleicht hypnotisierst du dich gleich zum ersten Mal in deinem Leben – viel Spaß dabei!

Fixation:

Achte jetzt auf diesen ganz speziellen Punkt an der Decke (...). Deine ganze Aufmerksamkeit liegt jetzt bei diesem speziellen Punkt (...). Alles andere um dich herum darf jetzt völlig unwichtig werden. Deine ganze Aufmerksamkeit liegt auf diesem Punkt (...).

Vielleicht bemerkst du dabei schon, wie deine Augenlider immer schwerer und schwerer werden (…). Deine ganze Konzentration liegt auf diesem Punkt.

Nun nimmst du gleichzeitig einen tiefen Atemzug. Halte deinen Atem dann kurz an (…) und atme anschließend wieder aus. Versuche nun, immer weiter so zu atmen. Tiefe Atemzüge (…) ein und wieder aus.

Vielleicht bemerkst du auch, wie dein Fokus sich verändert (…), schärfer und wieder unschärfer wird. Atme jetzt noch einmal tief ein (…) und schließe deine Augen beim nächsten Ausatmen. Atme nun ganz regelmäßig weiter.

Ich zähle jetzt gleich für dich von eins bis drei. Bei der Zahl Drei angelangt öffnest du dann deine Augen (…). Wenn ich anschließend mit meinen Fingern schnippe, schließt du deine Augen wieder und kannst dir erlauben, noch tiefer in diese Ruhe hineinzusinken (…).

Also, ich zähle gleich für dich von eins bis drei. Bei der Zahl Drei angelangt, öffnest du dann deine Augen (…).

*Wenn ich dann mit meinen Fingern schnippe, schließt du deine Augen wieder und sinkst augenblicklich noch viel tiefer in diese Ruhe. 1-2-3, Augen auf und *Schnippen*, sehr gut, die Augen sind einfach wieder geschlossen und du kannst dir erlauben, alles um dich herum unwichtig werden zu lassen.*

*1-2-3, Augen auf (…) *Schnippen*, sehr gut und die Augen sind wieder geschlossen (…). Du bemerkst dabei, wie du immer mehr und mehr entspannen kannst. 1-2-3, Augen auf und *Schnippen*, sehr gut. 1-2-3, Augen auf (…) *Schnippen*.*

Alternative:

Atme jetzt so lange tief ein und wieder aus (…), bis ich etwas anderes zu dir sage (…).

Nimm ein paar tiefe Atemzüge und spüre, wie du dabei immer ruhiger werden kannst (…). Mit jedem Atemzug kann jetzt alle Anspannung aus deinem Körper hinausfließen.

Jetzt gleich wirst du in eine tiefe Entspannung hineingeführt (…). Dein Körper und dein Geist werden ganz in Harmonie wieder zusammengeführt (…). Damit wirst du immer offener, freier, einfach wieder mehr du selbst.

Vertraue einfach darauf, dass alles in beste Ordnung kommt (…). Du bist hier gut aufgehoben (…). Ganz sicher und sanft führe ich dich in eine wunderbar tiefe Entspannung hinein.

Sehr gut! Nimm einen weiteren tiefen Atemzug (…) und vielleicht fühlt es sich schon jetzt richtig an, deine Augen zu schließen (…). Vielleicht aber auch erst später.

Du kannst die Augen schließen, wenn es für dich richtig ist.

SCHRITT 2: EINLEITUNG

Auf den kommenden Seiten wirst du einige Texte zur Einleitung deiner Trance finden.

Vielleicht bemerkst du bereits beim Durchlesen, dass dir manche mehr zusagen als andere. Im Allgemeinen solltest du dich dabei einfach wohlfühlen, damit du dich fallen lassen kannst und deine Hypnose für dich ein schönes Erlebnis wird. Such dir einen der Texte aus, dessen Überschrift dir gefällt oder bei dem du schon beim Durchlesen ein gutes Gefühl hast.

Entspannungseinleitung

Sobald du das Wort „Entspanne!" hörst, kannst du dir ab sofort erlauben, deine Entspannung einfach noch viel intensiver und tiefer werden zu lassen (…). Mit jedem „Entspanne" sinkst du augenblicklich noch tiefer in dieses angenehme Gefühl der Harmonie.

Entspanne! (…)

Lass jetzt einfach mal los. Atme tief und genieße einfach die Ruhe (…), die Zeit nur für dich. Mit jedem Atemzug lässt du mehr los und genießt immer mehr diese wundervolle Ruhe. Du entspannst völlig (…) und das kannst du jetzt auch genießen. Nimm dir Zeit, um dich in diesen Ruhezustand einzufinden (…) und um einfach runterzufahren.

Entspanne! (…)

Alle Gedanken, alles, was dich gerade beschäftigt (…), lässt du jetzt wie Wolken an dir vorbeiziehen (…). Sollten deine Gedanken wieder zurückkehren, schickst du sie einfach wieder weg wie Wolken, die am Himmel davonziehen. Deine Gedanken werden mit jedem Atemzug immer unwichtiger für dich (…). Kommen und gehen (…), völlig unwichtig!

Entspanne! (…)

Äußere Reize wie Geräusche werden jetzt ganz einfach ausgeblendet, sie stören dich nicht mehr (…), sondern lassen dich noch tiefer in die Entspannung sinken. Hörst du jetzt ein Geräusch, lässt du dich ganz einfach noch tiefer in die Entspannung sinken. Ganz automatisch ist jedes Geräusch – so wie die Musik im Hintergrund oder meine Stimme – ein Zeichen für dich (…), um noch tiefer entspannen zu dürfen. Alles andere ist jetzt weit weg und völlig unwichtig für dich.

Entspanne! (…)

Dein Fokus richtet sich nun nach innen und du konzentrierst dich nun voll und ganz auf dich. Du kümmerst dich jetzt um dich (…), um dein Wohlbefinden und dein inneres Gleichgewicht. Alles andere ist jetzt völlig unwichtig und ganz weit weg.

Während du ganz entspannt hier liegst und dich deine tiefe Atmung immer mehr zur Ruhe bringt, fällt dir auf, dass in deinem Inneren bereits etwas geschieht (…). Etwas Positives entwickelt sich bereits in deinem Inneren. Du öffnest dich und so gelingt es dir, ganz leicht wieder mehr zu dir zu finden (…). Du spürst dein wahres Ich wieder.

Entspanne! (…)

Stelle dir jetzt vor, wie sich dein Körper völlig neu ausrichtet und sich selbst ins Gleichgewicht bringt (…), einfach so, alles richtet sich genauso aus, wie es optimal für dich ist.

Dein Kopf, dein Verstand fahren jetzt runter und entspannen (…). Es gibt jetzt nichts zu tun. Einfach nur ausruhen und entspannen (…). Einfach mal an nichts denken. Genießen und lockerlassen.

All deine Gedanken und Sorgen werden sortiert, ganz neu geordnet und dabei wird alles Unwichtige aussortiert. Schaffe mehr Platz für wichtige, schöne Dinge in deinem Leben.

Nimm dir jetzt Zeit für dich und lass dabei alle Muskeln entspannen und völlig locker werden. Vom Kopf über deinen Hals, deine Schultern (…), in die Arme und bis in die Fingerspitzen lockern sich alle Muskeln. Durch deine Brust, deinen Bauch (…) hinunter zum Becken und weiter in die Beine und bis in jede einzelne Zehenspitze werden alle Muskeln jetzt immer lockerer (…) und immer entspannter. Auch dein Nervensystem fährt herunter, regeneriert und entspannt.

Entspanne! (…)

Dein Körper und dein Geist werden in den kommenden Minuten vollkommen regenerieren und sich ausruhen (…). Diese Zeit ist nur für dich, ganz wertvoll und besonders. Dabei wirst du wahrnehmen, wie schön es sich anfühlt, wenn Körper und Geist sich miteinander verbinden (…) und du wieder mehr zu dir selbst findest. Und genau das machst du jetzt. Stelle dir vor, wie sich dein Körper und dein Geist miteinander verbinden (…), wieder eins werden. Du wirst dadurch offener, freier und deine Persönlichkeit kommt dadurch deutlicher zum Vorschein. Auch andere großartige Eigenschaften werden dadurch aktiviert.

Du nimmst dir jetzt zwei Minuten nur für dich und wirst in eine tiefe Entspannung hineinsinken. Dabei kannst du diese wunderbare Reise durch deinen Körper antreten und fühlen, wie sich nach und nach alles in dir entspannt. Noch tiefer entspannt freust du dich jetzt auf alles, was kommt. (Nun solltest du dir selbst zwei Minuten Zeit geben und eine zweiminütige Sprechpause machen.)

Klatschen

Wenn du dich jetzt von außen betrachtest, wie gelöst und gelassen du daliegst (…), völlig entspannt – dann machst du dich jetzt bereit (…), diese Entspannung noch viel tiefer werden zu lassen (…).
Ich werde jetzt gleich für dich mit meinen Händen klatschen (…) und mit jedem Klatschen, das du hörst, verdoppelst du deine Entspannung (…).

Mit jedem Klatschen (…) sinkst du immer tiefer und tiefer in diese Ruhe (…).

Je tiefer du sinkst, umso wohler fühlst du dich (…). Je wohler du dich fühlst, umso tiefer sinkst du in diese Ruhe (…). Du machst dich jetzt bereit (…), deine Entspannung mit jedem Klatschen, das du wahrnimmst, noch viel tiefer werden zu lassen (…). Das geht ganz leicht, du lässt es geschehen (…).

Mit jedem Klatschen verdoppelst du deine Entspannung (…).

**Klatsch* – verdopple deine Ruhe (…), *Klatsch* – immer tiefer und tiefer in dieses Gefühl der Entspannung (…), *Klatsch* – tiefer (…), *Klatsch* – immer tiefer und tiefer (…), *Klatsch* – das geht ganz leicht, ganz von allein (…), *Klatsch* – einfach immer tiefer* *und tiefer (…), *Klatsch* – geschehen lassen (…), *Klatsch* – sehr gut, immer tiefer (…).*

Du wirst jetzt kein weiteres Klatschen mehr hören und trotzdem mit jedem deiner Herzschläge und mit jedem weiteren Atemzug einfach immer tiefer in diese Ruhe eintauchen … und dich immer wohler fühlen.

Zahlen im Sand

Stell dir einmal vor, es ist ein sonniger und warmer Tag und du liegst am Strand direkt am wunderschönen Meer (…).

Du genießt die Sonne und spürst die warmen Strahlen auf deiner Haut (…).

Immer mehr kannst du diese Wärme spüren. Jetzt (…). Mit jedem Atemzug spürst du immer deutlicher, dass du dich immer wohler fühlst (…). Und je wohler du dich fühlst, umso tiefer kannst du jetzt in diese Entspannung eintauchen (…). Dieses warme und wohlige Gefühl breitet sich jetzt in deinem gesamten Körper aus.

Du blickst in die Weite des Meeres und siehst zu, wie die Wellen an das Ufer getragen werden (…). Welle für Welle (…).

Und wie du dich jetzt so an diesem wunderbaren Strand sehen kannst, die Sonne auf deiner Haut spürst (…) und es ganz angenehm warm ist, kannst du dies jetzt ganz besonders genießen (…).

Du beginnst nun, mit deinem Finger Zahlen in den Sand zu schreiben.

Und mit jeder Zahl, die du in den Sand schreibst (…), sinkst du immer tiefer in die Entspannung. Mit jeder einzelnen Zahl fühlst du immer deutlicher diese angenehme Wärme (…), die dich immer ruhiger und ruhiger werden lässt.

Du beginnst jetzt mit der ersten Zahl und du schreibst eine große 10 in diesen angenehmen, weichen und warmen Sand. Du schaust diese Zahl an (…), spürst, wie du dadurch noch viel tiefer in diese Ruhe eintauchst.

Schon gleich verwischst du diese Zahl wieder und schreibst nun eine 9 (…). Ganz tief gleitest du in ein völlig angenehmes Gefühl der Wärme und des Wohlbefindens (…), spürst diese angenehme Wärme immer mehr und mehr.

Du verwischst auch diese Zahl und schreibst eine 8 in den Sand (…). Du fühlst dich absolut wohl und frei (…) und nimmst wahr, wie eine warme Welle des Wohlbefindens durch deinen Körper fließt (…).

Nun schreibst du eine 7 (…) und eine 6 (…) und verwischst diese Zahlen wieder (…). Du spürst, wie du dadurch tiefer und tiefer in diese Ruhe eintauchst (…), es folgt eine 5 (…), eine 4 (…).

Eine tiefe innere Ruhe breitet sich jetzt immer stärker in deinem Körper aus. Du schreibst eine 3 (…), eine 2 (…), immer noch tiefer und tiefer. Danach kommt eine 1 (…) und eine 0 (…). Ganz tief!

Du bist jetzt tief entspannt und diese wunderbare innere Ruhe (…) breitet sich jetzt immer mehr in dir aus.

Du genießt es, dir zu erlauben, tiefer als jemals zuvor in diese wunderbare Entspannung einzutauchen.

Dabei nimmst du einen tiefen Atemzug und lässt es zu, noch weiter und noch tiefer in diese völlige Harmonie zu sinken.

Und wie du jetzt so völlig entspannt an diesem wunderbaren Ort liegst, da beginnst du tief in dir drinnen diesen Traum zu träumen.

Weg

Stell dir vor, du könntest vor dir einen wunderschönen breiten Weg sehen (…). Dieser Weg sieht so aus, wie er dir gut gefällt (…).

Du stehst etwas weiter oben am Beginn dieses Weges und wirst gleich nach unten gehen (…). Der Boden unter deinen Füßen fühlt sich ganz angenehm warm und weich an (...) und du freust dich, diesen Weg jetzt genauer zu betrachten.

Dabei fühlst du dich wie auf einer kleinen Anhöhe (...). Du entscheidest dich, dass du jetzt gleich diese Schritte nach unten gehen wirst.

Es sind 10 Schritte (...), die du nach unten gehen wirst (...), und mit jedem Schritt, den du nach unten gehst (...), sinkst du immer tiefer und tiefer in die Entspannung (...).

Ein wohliges Gefühl der Ruhe und Harmonie durchströmt deinen gesamten Körper (...) mit jedem Schritt, den du gehst (...), immer mehr und mehr.

Ich beginne jetzt, für dich zu zählen, und du gehst mit jeder Zahl, die ich nach unten zähle (...), immer tiefer und tiefer (...), Schritt für Schritt (...) auf diesem wunderbaren Weg nach unten.

10 (...), 09 (...), mit jedem Schritt, den du auf diesem Weg entlanggehst (...), sinkst du immer tiefer und tiefer in diese wunderschöne Entspannung (...), 08 (...), 07 (...). Und je tiefer du entspannst, desto deutlicher fühlst du jetzt diese innere Ruhe, die dich gleichzeitig immer tiefer sinken lässt (...), 06 (...), 05 (...), du wirst ganz ruhig, völlig entspannt (...). Immer weiter sinkst du in diese Ruhe, ganz, ganz tief (...), 04 (...), 03 (...), dieses wohlige Gefühl von Ruhe und Harmonie durchströmt immer mehr und mehr deinen gesamten Körper (...).

02 (...), 01, mit jedem Schritt gleitest du immer tiefer und tiefer in eine angenehme Entspannung (...), Und 0 (...). Ganz tief! Sehr gut. Erlaube dir jetzt, dieses schöne Gefühl in deinem Inneren wahrzunehmen (...), erlaube dir, diese Zeit jetzt einfach zu genießen (...).

Und wie du an diesem wunderbaren Ort jetzt stehst, da atmest du einmal tief durch und bist jetzt bereit für alles, was kommt.

Welle

Stell dir jetzt vor deinem geistigen Auge vor, es ist ein sonniger, warmer Tag (…) und du badest im warmen Meer (…). Vielleicht kennst du diesen wunderbaren Ort schon (…) oder vielleicht ist dir dieser Ort auch völlig fremd. Du fühlst dich hier unglaublich wohl (…), genießt die Wärme des Meeres um dich herum und spürst, wie du immer mehr und mehr du selbst sein kannst.

Du genießt die Ruhe, die warme Sonne auf deiner Haut (…). Du hörst das Meer rauschen (…), Welle für Welle (…), wie sie an das Ufer getragen werden (…).

Die Wellen, die auf dich zukommen, durchströmen deinen gesamten Körper mit Ruhe und Entspannung (…).

Zehn Wellen werden jetzt gleich einzeln auf dich zukommen (…) und deinen gesamten Körper mit Ruhe und Entspannung durchströmen (…).

Dabei wirst du jedes Mal, wenn eine Welle kommt, immer noch entspannter.

Du kannst mit jeder Welle, die kommt und geht (…), auch alle Anspannung gehen lassen und dadurch immer tiefer in diese Ruhe eintauchen (…).

Immer mehr Ruhe breitet sich in deinem gesamten Körper aus und du fühlst dich vollkommen wohl dabei (…).

Du lässt dich einfach im Meer treiben und genießt die Ruhe und Entspannung (…), die immer tiefer und tiefer wird (…). Mit jeder Welle, die nun auf dich zukommt, immer mehr und mehr (…).

Ich beginne jetzt für dich zu zählen und mit jeder Welle, die kommt, sinkst du immer tiefer und tiefer in die Entspannung (…).

10 (…), 9 (…), 8 (…), mit jeder Welle sinkst du immer tiefer und tiefer in die Entspannung. (…) 7 (…), 6 (…), immer tiefer und tiefer und mit jeder Welle noch viel tiefer. (…) 5 (…), 4 (…), eine warme Welle der Entspannung durchströmt jetzt deinen ganzen Körper. Im-

mer tiefer sinkst du in die Entspannung. (…) 3 (…), 2 (…), immer noch tiefer und noch viel, viel tiefer. (…) 1 (…), 0 (…), ganz tief!

Du bist völlig entspannt, Ruhe und Harmonie breiten sich immer mehr und mehr in dir aus.

Tief in deinem Inneren spürst du, dass du offen bist für alles, was jetzt kommt (…). Denn dein Bewusstsein und dein Unterbewusstsein machen sich jetzt bereit für diese Reise.

Wolken

Du kannst dir jetzt erlauben (…), alles um dich herum völlig unwichtig werden zu lassen (…). Erlaube dir jetzt, die folgende Zeit ganz für dich zu nehmen.

Wenn du möchtest, dann kannst du dir jetzt vor deinem inneren Auge einen Ort vorstellen (…), der dir besonders gut gefällt – vielleicht in der Natur (…) – eine schöne Wiese (…), ganz vertraut und doch ganz fremd.

Stell dir vor, wie du an diesem wunderbaren Ort bist (…) und dich jetzt mit jedem Atemzug immer wohler fühlen kannst (…). Und je wohler du dich jetzt fühlst, desto tiefer sinkst du in diese Entspannung. Finde jetzt an diesem einzigartigen Ort ein Plätzchen (…), an dem du dich so richtig wohlfühlen kannst (…), einen Ort, an dem du entscheidest, eine Pause zu machen.

Schau dich um (…), diese wunderbare Natur um dich herum (…), so beschützend (…), so wunderbar.

Wie du jetzt so daliegst, an diesem wunderbaren Ort, da stellst du dir jetzt vor (…), wie du in den Himmel blickst (…).

Dort entdeckst du eine wunderschöne, große und weiche Wolke (…), eine Wolke, so wie sie dir gut gefällt.

Es gibt zehn schöne weiche Wolken, die gleich einzeln an dir vorbeiziehen werden.

Sie lassen dich ganz sicher und sanft in eine angenehme Entspannung gleiten (…). Denn mit jeder Wolke, die an dir vorüberzieht (…), kannst du immer tiefer und tiefer in diese Ruhe eintauchen (…) und Wolke für Wolke immer tiefer sinken (…).

Die Wolken sind wunderschön und geben dir ein Gefühl von Ruhe und Entspannung (…), das deinen ganzen Körper durchströmt (…).

Ich werde jetzt für dich von 10 bis 0 zählen und mit jeder Zahl, die ich nach unten zähle, kannst du eine Wolke an dir vorbeiziehen lassen und dabei immer tiefer und tiefer in diese Entspannung sinken (…).

Das Gefühl von Ruhe und Entspannung durchströmt mit jeder Zahl deinen gesamten Körper immer mehr und mehr (…).

Ganz sicher und sanft gleitest du mit jeder Zahl immer tiefer in die Entspannung hinein (…).

10 (…), 9 (…), 8 (…), Wolke für Wolke gleitest du immer tiefer in die Entspannung (…). 7 (…), 6 (…), ganz sanft vertieft sich jetzt deine Entspannung und du gehst dabei ganz tief, immer tiefer und tiefer (…). 5 (…), 4 (…), immer deutlicher spürst du, wie sich diese tiefgehende Entspannung in dir ausbreitet und du ganz sanft immer tiefer in diese Entspannung gleitest – immer tiefer, völlig entspannt (…), 3 (…), 2 (…), und mit jeder weiteren Wolke fühlst du dich immer wohler und wohler, sinkst noch tiefer (…). Und je wohler du dich fühlst, desto tiefer sinkst du ganz sicher und sanft in diese Entspannung (…), 1 (…), 0 (…), ganz tief! Sehr gut (…).

Und in dieser wunderbaren Entspannung bist du jetzt bereit, alles Folgende ganz tief in dich aufzunehmen.

SCHRITT 3: VERTIEFUNG

Die Texte, die du auf den folgenden Seiten findest, sorgen automatisch dafür, dass ein eingeleiteter Trancezustand vertieft wird.

Such dir einen Text aus, der dir gefällt beziehungsweise gut zu deiner Einleitung passt, und los geht's.

Wort

Besonders geeignet ist diese Vertiefung für die Einleitungen „Zahlen im Sand", „Weg" und „Welle".

Mit jedem Wort, das ich jetzt sage, und mit jedem deiner Atemzüge (...) sinkst du immer tiefer und tiefer in eine angenehme Entspannung (...). Je tiefer du in diese Entspannung sinkst, umso wohler fühlst du dich (...). Und je wohler du dich fühlst, desto tiefer gleitest du hinein in diese völlige Ruhe (...).

Du kannst jedes Wort, das ich sage, zu einem Zeichen für dich machen (...), dass jedes dieser Worte dir hilft (...), noch leichter in das Gefühl der inneren Harmonie zu sinken.

Diese Entspannung breitet sich nun in deinem gesamten Körper immer mehr und mehr aus (...) und mit jedem meiner Worte und mit jedem Atemzug (...) immer mehr und mehr (...).

Wie eine warme Welle durchströmt diese Entspannung nun deinen gesamten Körper (...). Vom Kopf bis in die Zehenspitzen fließt die Entspannung (...).

Du kannst jetzt vollkommen abschalten (...). Es gibt nichts zu tun, einfach nur entspannen (...).

Du konzentrierst dich nur auf meine Worte und auf meine Stimme (...) und dabei sinkst du immer mehr und mehr in diese angenehme

Entspannung hinein (...), mit jedem Wort, das ich sage und mit jedem Atemzug.

Lift

Besonders geeignet ist diese Vertiefung für die Einleitungen „Klatschen“ und „Entspannungseinleitung“.

Stelle dir jetzt gedanklich einen wunderbaren Lift vor (...), einen Lift, wie er dir gut gefällt (...). Vielleicht ist dieser Lift aus Glas oder wunderschön beleuchtet (...). Dieser traumhafte Lift führt ganz nach unten (...).

Bis ins Erdgeschoss (...).

Du stehst oben im 10. Stock dieses Liftes und wirst gleich einsteigen und nach unten fahren (...).

Mit jedem Stockwerk (...), das der Lift nach unten fährt, sinkst du immer tiefer in die Entspannung (...). Ruhe und Gelassenheit durchströmen dann deinen Körper immer stärker und stärker (...).

Ich werde jetzt gleich damit beginnen (...), für dich zu zählen, und mit jedem Stockwerk, das du nach unten fährst, spürst du, wie sich deine Entspannung verdoppelt. Stockwerk für Stockwerk kannst du dir erlauben, immer tiefer in diese Ruhe einzutauchen (...). Das geht ganz leicht (...). Lass es einfach geschehen.

10 (...), immer tiefer und tiefer fährst du jetzt mit deinem wunderbaren Lift nach unten (...),

9 (...), 8 (...), mit jeder Zahl immer tiefer und tiefer, Stockwerk für Stockwerk immer weiter und weiter nach unten (...).

7 (...), Ruhe und Gelassenheit breiten sich in dir aus, werden jetzt mit jeder Sekunde immer intensiver spürbar (...).

6 (...), 5 (...), und je tiefer du sinkst, desto wohler fühlst du dich (...).

4 (…), und je wohler du dich fühlst, desto tiefer sinkst du in die Entspannung (…).

3 (…), immer weiter hinab, ganz weit (…).

2 (…), 1 (…), und mit jeder Zahl noch viel tiefer und tiefer (…).

0 (…), ganz tief! Sehr gut!

Du bist jetzt ganz unten angekommen (…), an einem wundervollen Ort voller Überraschungen und voller positiver Gefühle und Erfahrungen.

Atemzug

Besonders geeignet ist diese Vertiefung für die Einleitungen „Klatschen", „Entspannungseinleitung", „Zahlen im Sand", „Weg" und „Welle".

Konzentriere dich jetzt nur noch auf deine Atemzüge (…): einatmen (…), ausatmen (…), einatmen (…) und wieder ausatmen (…). Alles andere ist jetzt weit, weit weg und wird immer gleichgültiger für dich (…).

Ganz genau achtest du jetzt auf deine Atemzüge (…) und darauf, dass jeder Atemzug genau gleich lange dauert wie der Atemzug davor (…).

Du atmest tief ein und wieder aus (…) und ein und wieder aus (…).

Und du achtest darauf, dass jeder Atemzug genau gleich lange dauert wie der Atemzug davor (…). Sehr gut!

Ganz gleichmäßig atmest du ein und wieder aus und ein und wieder aus (…).

Dabei lässt du dich ganz einfach in eine wunderbar tiefe Entspannung hineinsinken. Ganz sicher und sanft gleitest du immer weiter hinein in eine tiefe Entspannung (…).

Mach jeden deiner Atemzüge zu einem Signal für dich, noch tiefer in diese Ruhe eintauchen zu können (…), tiefer (…), tiefer (…).

Sehr gut – jeder deiner Atemzüge hilft dir jetzt dabei, immer tiefer in diese Ruhe hineinzusinken, und dabei spürst du, wie du innerlich bereit bist (…), all das Folgende ganz tief in dich aufzunehmen (…).

Du spürst, wie deine Atmung ganz regelmäßig durch deinen Körper hindurchströmt (…), wie du dich mit jedem einzelnen Atemzug immer wohler fühlst (…) und wie dein tiefstes Inneres bereit ist für alles, was kommt.

Herzschlag

Besonders geeignet ist diese Vertiefung für diese Einleitungen: „Klatschen", „Entspannungseinleitung", „Zahlen im Sand", „Weg" und „Welle".

Lenke deine Aufmerksamkeit jetzt auf deinen Herzschlag, alles andere scheint weit weg zu sein (…) und wird immer gleichgültiger für dich (…).

Du kannst jetzt immer mehr deinen Puls wahrnehmen (…). Immer deutlicher spürst du jetzt deinen Puls (…).

Du achtest auch auf die Gleichmäßigkeit deines Herzschlages und spürst ganz deutlich deinen Puls (…).

Ganz gleichmäßig und ruhig schlägt dein Herz (…). Immer mehr kannst du jetzt ein angenehmes Gefühl der Entspannung spüren (…), welches sich in dir ausbreitet (…).

Die Entspannung breitet sich jetzt immer mehr in dir aus.

Mit jedem Herzschlag wird deine Entspannung immer tiefer und tiefer (…), und je tiefer deine Entspannung wird, desto wohler fühlst du dich (…). Je wohler du dich fühlst, desto tiefer sinkst du in diese Ruhe (…), während gleichzeitig dein Herz ganz regelmäßig und ruhig schlägt (…).

Du kannst jetzt abschalten und entspannen (…). Es gibt jetzt nichts zu tun (…) außer zu entspannen (…). Dein Herz schlägt ganz ruhig und tief und mit jedem Herzschlag sinkst du tiefer in diese Ruhe (…). Ausruhen und entspannen (…), Herzschlag für Herzschlag (…), tiefer und tiefer.

Immer mehr lässt du dich jetzt in eine angenehme Entspannung hineinsinken (…), dein Unterbewusstsein macht sich gleichzeitig bereit (…), die folgenden Bilder ganz tief zu verankern.

Umgebung

Besonders geeignet ist diese Vertiefung für die Einleitungen „Welle" und „Wolken".

Nimm jetzt einmal wahr, wie dein Körper daliegt (…) und allmählich zur Ruhe kommt (…), wie der ganze Körper vollkommen entspannt und ruhig wird (…). So lässt du es jetzt einfach zu, diese Entspannung noch viel tiefer werden zu lassen (…).

Es ist völlig normal, dass du alles (…) um dich herum wahrnimmst.

Achte jetzt einmal ganz bewusst auf dein Umfeld (…), und mit jedem einzelnen Geräusch, das du wahrnimmst (…), kannst du nun noch tiefer in diese Entspannung sinken.

Alle Geräusche um dich herum werden jetzt zu einem Signal (…), zu einem Signal, noch tiefer in diese Ruhe zu sinken (…).

Jedes meiner Worte (…), jeder Atemzug und jedes andere Geräusch (…) verhelfen dir, jetzt noch tiefer in diese Ruhe einzutauchen.

Achte jetzt einmal auf deinen Körper (…). Vielleicht kannst du irgendwo in deinem Körper ein Gefühl wahrnehmen (…). Eventuell ein Gefühl der Wärme oder ein kühles Gefühl, vielleicht ein leichtes Kribbeln (…). Jedes Gefühl, das du jetzt wahrnimmst (…), kann dir nun dabei helfen, noch tiefer in diese Entspannung einzutauchen.

Es kann ein Signal für dich sein, dass du dich noch tiefer entspannen darfst. Erlaube dir, diese Entspannung jetzt zu fühlen (...), und lass sie sich immer mehr und mehr ausbreiten. Genieße dieses schöne Gefühl, das du währenddessen hast.

Tauche jetzt in deinen Körper ein (...) und spüre immer deutlicher, wie du immer tiefer in diese Ruhe sinkst.

Mit jedem Herzschlag, mit jedem meiner Worte und mit jedem Geräusch, das du wahrnimmst (...), sinkst du tiefer und tiefer in diese völlige Entspannung und dabei macht sich dein Geist jetzt bereit, sich ganz weit zu öffnen.

SCHRITT 4: WIRKTEIL

Der Wirkteil ist das Herzstück deiner Hypnose. Die folgenden Wirkteile sind in verschiedene Themengebiete gegliedert, damit du schnell herausfindest, was du einmal probieren möchtest beziehungsweise was dich anspricht.

Lies dir den entsprechenden Text einmal oder idealerweise sogar mehrmals durch, bevor du ihn aufnimmst.

Es ist kein Problem, wenn du dich bei der Aufnahme einmal versprechen solltest. Versuche, einfach so flüssig wie möglich zu sprechen.

Wenn du das Gefühl hast, dass deine Hypnose nicht direkt dein Thema anspricht oder einen für dich wichtigen Punkt nicht abdeckt, erfinde selbst ein oder zwei Sätze, die du einfach in deine Hypnose einbaust.

Dazu solltest du diese Sätze bereits im Vorhinein schriftlich festhalten und an der passenden Stelle eine Markierung machen.

Es kann durchaus sehr positiv für deine Hypnose sein, wenn individuelle Gedanken und Suggestionen eingebaut werden. So kann dein Unterbewusstsein noch deutlicher wahrnehmen, wie wichtig dir dieses Thema ist.

Versuche, dir anschließend deine Hypnose regelmäßig anzuhören, damit dein Unterbewusstsein ein weiteres deutliches Signal bekommt, dass du deine Ziele erreichen möchtest.

Auch wenn du nicht sofort eine Besserung bemerken kannst, gib nicht auf. Gehe nicht davon aus, dass dein Leben sich komplett verändern wird, wenn du dir die Hypnose einmal anhörst. Es ist sehr schön, wenn das geschieht, aber gehe nicht davon aus.

Um Muster in unserem Unterbewusstsein langfristig und nachhaltig zu verändern, ist eine Wiederholung der Hypnose definitiv förderlich. Wir Menschen sind Gewohnheitstiere. Wir können in der Regel alles besser, was wir häufig machen.

Denk zum Beispiel an deine erste Autofahrt zurück. Wir gehen einfach einmal davon aus, dass du mittlerweile durch die Gewöhnung an die einzelnen Aufgaben des Autofahrens im Allgemeinen ein besserer Autofahrer bist als ganz zu Beginn. Genauso ist es auch mit Hypnose. Du wirst bemerken, wie du mit jeder Wiederholung schneller in den Zustand der Trance kommst, und du wirst erkennen, dass du die Suggestionen tiefer in dir verankern kannst.

Zeige deinem Unterbewusstsein, wie wichtig dir dieses Thema ist, und nimm dir immer und immer wieder Zeit für deine Hypnose. Fühle dich hinein und begleite deine Hypnose mit positiven Gedanken und Gefühlen.

Wenn du bemerkst, dass deine Hypnose dir keinen Spaß mehr macht, dann ist es wichtig zu wissen, dass du dich nicht selbst dazu zwingen darfst. Denn damit werden völlig falsche Impulse an dein Unterbewusstsein geleitet.

Die innere Haltung der Hypnose gegenüber ist erfahrungsgemäß von großer Wichtigkeit. Dazu ein kleines Beispiel: Wir haben häufig Kinder in unserer Praxis, die uns erzählen, wie „blöd" ein bestimmtes Schulfach sei. Daneben sitzt ein besorgter Elternteil, dem es sehr wichtig ist, dass das Kind in Mathematik, Deutsch, Englisch oder sonst irgendeinem Fach endlich besser wird. Das Kind wäre natürlich auch lieber besser in besagtem Fach, aber es will und will einfach nicht funktionieren.

Sicher kannst du dir vorstellen, dass schulischer Misserfolg meist nicht nur an fehlendem Eifer liegt, sondern durchaus auch an der Einstellung des Kindes diesem Fach gegenüber. Häufig hören wir dann Sätze von den Eltern wie: „Ich war auch nie gut in Englisch, aber sie müssen es halt können." Oder Aussagen vom Kind wie: „Die Lehrerin ist so gemein, die mag mich eben nicht."

Selbstverständlich wird unser Unterbewusstsein mit einer solchen Einstellung dem Fach gegenüber nicht sonderlich bedacht darauf sein, sich alles zu merken, was man in der Schule darüber hört. Für das Kind beziehungsweise dessen Unterbewusstsein sind die entsprechenden fachlichen Inhalte nichts, was es lernen möchte.

Diese tiefe innere Ablehnung hat dann unserer Erfahrung nach immer negative Auswirkungen.

Das Gegenteil davon erleben Eltern häufig mit Smartphones und ihren Kindern. Das Kind interessiert sich dafür und in Nullkommanichts merkt es sich unglaublich viele verschiedene Abläufe.

Genauso kannst du es dir mit Hypnose vorstellen. Deine innere Einstellung dazu ist in unseren Augen ausschlaggebend für den Erfolg deiner Hypnose.

Die Hypnose hat die Macht, dein Leben zu verändern. Aber es ist wichtig, dass du das auch willst und dir sicher bist, dafür bereit zu sein.

Liebe & Partnerschaft

Selbstliebe und Selbstvertrauen stärken

Du nimmst dir heute die Zeit für dich (…), um die Liebe zu dir selbst wieder zu entdecken.

Viele Dinge in deinem Leben haben verursacht, dass deine Selbstliebe und dein Selbstvertrauen geschwächt wurden (…) und dass es dir nicht so einfach möglich ist, dies wieder zu verändern.

Du hast für dich die Entscheidung getroffen (…), mit diesem Mangel an Liebe zu dir selbst nicht länger durch dein Leben zu gehen (…). Diese Entscheidung war der erste Schritt in ein Leben voller Selbstliebe.

Irgendwann in deinem Leben, vielleicht sogar als Kind (…), hast du gelernt, an dir selbst zu zweifeln (…). Es gab Situationen, in denen du dir deiner eigenen Stärke nicht bewusst warst (…) und in denen du zugelassen hast, dass du schlecht über dich selbst denkst.

Diese Situationen können dir bewusst sein (…) oder völlig in Vergessenheit geraten sein – und trotzdem sind diese negativen Gedanken in Bezug auf dich selbst irgendwo in deinem Unterbewusstsein gespeichert.

Doch du hast jetzt die Entscheidung getroffen, ab sofort wieder auf dich zu achten (…), zu spüren, dass du selbst der wichtigste Mensch in deinem Leben bist.

Diese Gedanken erscheinen dir eventuell ganz fremd (…). Trotzdem weißt du tief in deinem Inneren, dass sie wahr sind.

Dein Unterbewusstsein und dein Geist machen sich jetzt bereit, die Selbstliebe in dir wieder zu entflammen (…), und dazu öffnet sich das Tor zu deinem Unterbewusstsein jetzt ganz weit.

Ganz weit öffnet sich jetzt das Tor zu deinem Unterbewusstsein und du spürst (…), dass du dadurch bereit bist, die Liebe zu dir selbst gleich neu zu entfachen.

Atme jetzt dreimal ganz tief ein und wieder aus, stelle dir vor (…), dass du mit jedem Ausatmen dieses Problem immer kleiner werden lässt (…), immer kleiner. So, als würdest du es einfach herausatmen.

Alle Situationen, die dafür verantwortlich waren (…), dass du dich selbst im Hier und Jetzt nicht so lieben und annehmen kannst (…), wie es für dich ideal wäre (…), werden jetzt immer unwichtiger. All diese Situationen können schon lange vergangen sein (…) oder erst vor kurzer Zeit passiert sein (…). Wesentlich ist nur, dass all diese Situationen für dich jetzt völlig unwichtig werden (…), sie belasten dich nicht mehr. Tief in dir drinnen beginnst du jetzt zu spüren (…), dass du selbst der wichtigste Mensch in deinem Leben bist. Du spürst immer deutlicher, wie wertvoll du bist (…), wie wunderbar und einzigartig du bist.

Immer leichter fühlst du dich (…). Und mit jedem weiteren Atemzug, den du machst (…), wird dieses Problem immer weniger und weniger (…), während gleichzeitig die Liebe zu dir selbst wächst und stärker wird. Du wirst mit jeder Stunde, die kommt, und mit jedem deiner Atemzüge spüren (…), wie sich diese Sache auflöst (…), solange bis sie vollständig verschwunden ist.

Ohne dein Zutun und ohne, dass du daran denkst (…), wird es sich immer mehr lösen (…), dieses negative Gefühl dir selbst gegenüber (…). Vollständig und dauerhaft bist du nun (…) befreit von all den Zweifeln dir selbst gegenüber (…), befreit von allen negativen Gedanken dir selbst gegenüber.

Du spürst jetzt immer mehr (…) ein Gefühl der Befreiung und der Erleichterung. Wie eine warme Welle durchströmt es deinen gesamten Körper.

Du spürst ganz deutlich das Gefühl von Glück und Freude (…), weil du endlich bereit bist, dich bedingungslos zu lieben (…). Du bist perfekt, genau so, wie du bist.

Beginne jetzt, in deinen Körper einzutauchen (…). Mach dich auf eine Reise durch deinen Körper (…). Du wirst dabei die schönen Seiten deines Ich wieder zum Vorschein bringen (…). Es wird dir bewusst (…), welche großartigen Eigenschaften du besitzt und wozu du fähig bist.

Du wirst wirklich erkennen, was du für ein außergewöhnlicher Mensch bist. Denn dich gibt es nur ein einziges Mal auf dieser Welt (…). Du bist unersetzlich (…), einzigartig und wundervoll.

Betrachte dich nun selbst (…). So, als würdest du dich von außen sehen. Sieh zu, was du machst. Stell dir vor, du bist draußen in der Natur (…). Alles sieht genauso aus, wie du dich damit wohlfühlst.

Du siehst dein Ich jetzt ganz deutlich (…), dein wahres und wundervolles Ich (…). Sei einfach da für dein Ich. Werte nicht, lass all das in dir aufsteigen, was dienlich dafür ist.

Du entscheidest dich jetzt dazu, ab sofort gut zu deinem eigenen Ich zu sein (…), bereit dazu zu sein anzuerkennen (…), dass du einzigartig und wertvoll bist, genau so, wie du bist.

Behandle dich gut (…). Denn es ist alles in dir vorhanden, was du brauchst, um völlig unbeschwert und glücklich zu sein.

Glückliche Beziehungen führen

Stell dir jetzt vor (…), du stehst am Beginn eines wunderbaren Weges.

Heute ist ein wichtiger Tag auf diesem Weg. Schau dir an, wie du heute auf diesem Weg stehst (…) und jetzt die Entscheidung triffst, einen neuen Weg zu gehen (…). Denn du hast für dich entschieden, einen Weg gehen zu wollen (…), auf dem du glückliche und liebevolle Beziehungen in dein Leben ziehst (…), einen Weg der Liebe und des Vertrauens.

Lass uns sehen, wo dich dieser Weg hinführt.

Du stehst also nun an einer Gabelung (…) auf dem Weg des Lebens.

Du kannst entweder den alten Weg weitergehen (…), auf dem du Beziehungen geführt hast, die für dich negativ waren, vielleicht sogar toxisch. Du kannst dich aber auch jetzt dazu entschließen, einen neuen Weg zu gehen (…), einen Weg der Selbstliebe und der Nächstenliebe. Einen Weg, der dich endlich zu den Beziehungen in deinem Leben führen wird, die du dir wünschst.

Stell dir jetzt vor (…), wie du heute und jetzt diese Entscheidung triffst und diesen neuen Weg gehst.

Stell dir vor, wie du nun tief in dir drinnen entscheidest, nur noch glückliche, wertschätzende und liebende Beziehungen in deinem Leben zuzulassen (…), wie du diese Entscheidung triffst (…), endlich auf dich zu achten.

Und jetzt kannst du dir vorstellen (…), wie du diesen wunderbaren neuen Weg gehst.

Vielleicht fällt es dir nicht so leicht, die ersten Schritte auf diesem neuen Weg zu gehen. Vielleicht sind es Schritte, die du nicht kennst (…), die dir vielleicht sogar Angst machen. Schritte, bei denen du dich einsam fühlst oder bei denen du klare Grenzen ziehst.

Vielleicht sind es aber auch Schritte (…), bei denen du dich öffnest, bei denen du deinen Mitmenschen deine Gefühle zeigst (…) – und dadurch ganz verletzlich sein kannst.

Stell dir vor, wie du diese ersten Schritte auf deinem neuen Weg gehst. Den Weg (…), der nur noch (…) glückliche und liebevolle Beziehungen in deinem Leben zulässt.

Und dann schau dir an (…), wie du schon einige Zeit auf diesem neuen Weg gehst. Schau dir an, welche Veränderungen auf diesem Weg stattfinden konnten.

Vielleicht hast du alte Beziehungen hinter dir gelassen (…), weil du das tiefe innere Gefühl hattest, dass diese Beziehungen für dich nicht mehr richtig waren.

Vielleicht hast du aber auch neue glückliche Beziehungen in dein Leben geführt. Beziehungen, in denen du endlich ganz du selbst sein konntest (…) und in denen du glücklich bist (…) – auch wenn es in diesen glücklichen Beziehungen einmal Zeiten gab, die viel Energie forderten.

Vor allem hast du aber endlich diese besondere Beziehung zu dir selbst in deinem Leben gespürt (…), in der du ganz liebevoll mit dir selbst umgehen konntest (…), diese wundervolle Beziehung zu dir, die du voller Liebe führen konntest. Schau dir an, wie sich deine Entscheidung, diesen neuen Weg zu gehen, auf dein Leben ausgewirkt hat (…).

Stell dir vor, wie du nun ein Jahr auf diesem neuen Weg gegangen bist. Ein Jahr, in dem du Tag für Tag die Entscheidung getroffen hast (…), glückliche und liebevolle Beziehungen in deinem Leben haben zu wollen.

Schau dir an, wie du dich fühlst (…) – jetzt, wo du ein ganzes Jahr diesen neuen Weg gegangen bist. Ein Jahr, in dem sich vielleicht viel verändert hat (…), du dich selbst unglaublich verändert haben kannst (…). Ein Jahr, in dem du von Tag zu Tag (…) immer glücklicher und immer zufriedener geworden bist. Ein Jahr, in dem du mehr und mehr du selbst sein konntest (…) und gespürt hast, wie du von der Liebe zu dir selbst dazu inspiriert wurdest (…), noch mehr Liebe in alle Beziehungen in deinem Leben fließen zu lassen.

Und schau, wie sich diese Beziehungen verändert haben (…), wie du dadurch so viel mehr Liebe zurückbekommen hast (…), wie sich dein Glück von Tag zu Tag verdoppelte und diese Glücksgefühle ganz deutlich in deinem Körper mehr und mehr wurden (…).

Es kann auf diesem Weg auch Tage gegeben haben, an denen du dich schlecht gefühlt hast (…), an denen du Entscheidungen getroffen hast (…), die im ersten Moment schmerzten (…).

Aber ganz tief in dir drinnen hast du zu jedem Zeitpunkt immer (…) ganz genau gewusst, dass es das wert sein wird (…), weil du zu jedem Zeitpunkt immer gefühlt hast, dass du nur noch glückliche und liebevolle Beziehungen in deinem Leben führen möchtest.

Du hast gewusst, dass du selbst und auch die Menschen um dich herum es wert sind, ein wundervolles Leben zu führen (…), ein Leben voller glücklicher Beziehungen (…), ein Leben voller tiefer Liebe (…).

Liebe zu dir selbst und Liebe zu deinen Mitmenschen: Das war das Gefühl (…), das für dich immer wichtiger wurde.

Von Tag zu Tag hast du immer mehr und mehr gespürt (…), dass du nur noch glückliche Beziehungen führen möchtest, und dadurch hast du diese wunderbaren Beziehungen wie ein Magnet in dein Leben gezogen (…).

Alte Beziehungen wurden wieder mit neuer Liebe gestärkt und neue Beziehungen kamen in dein Leben.

Spür, wie gut es sich anfühlt (…), dass du heute und hier die Entscheidung getroffen hast (…), diesen Weg zu gehen. Diesen Weg zu gehen (…), bei dem du nur noch glückliche und liebevolle Beziehungen in deinem Leben hast.

Und dann stell dir einmal vor, wie du den ganzen Weg zurückgehst (…), an all diesen liebevollen Momenten vorbei, die dich erwarten (…). Und stell dir vor, wie du jetzt wieder an der Gabelung dieses Weges stehst (…), an der Gabel der Straße deines Lebens.

Stell dir vor, wie du jetzt noch einmal und mit dieser tiefen inneren Überzeugung diese Entscheidung triffst (…), die Entscheidung, ab sofort nur noch liebevolle und glückliche Beziehungen in deinem Leben zu haben.

Stell dir vor, wie gut es sich anfühlt (...), wie dein Körper und dein Geist voller Freude bereit sind, diesen neuen Weg zu gehen und endlich die Liebe in dein Leben zu lassen, die du dir wünschst (...).

Stell dir vor, wie gut es sich anfühlt zu wissen (...), dass du bereit bist für diesen neuen Weg, dass du noch niemals so bereit warst wie jetzt (...) und dass du diese tiefe Liebe in dir nun teilen möchtest (...), sie dabei vermehren möchtest.

Nimm dir einen Augenblick Zeit, um diese Entscheidung ganz bewusst zu treffen und zu spüren, wie gut es sich anfühlt (...), diesen neuen Weg ab heute zu gehen.

Libido stärken

Nimm jetzt noch ein paar tiefe Atemzüge (...) und öffne dich noch weiter für dein Inneres.

Stell dich jetzt darauf ein, deine Libido anzuregen (...), sie zu stärken (...), damit sie sich vollends entfalten kann (...) und in dir (...) ein Zuhause zum Wohlfühlen finden kann.

Einfach ein Zuhause, um sich geborgen zu fühlen (...), um zu wachsen (...) und um sich zu entfalten (...).

Du findest einen immer tieferen Zugang in dein Innerstes. Denn du lässt es einfach zu (...), bist voller Freude auf das, was kommt.

Stell dir vor, wie Wärme und ein angenehmes Kribbeln in deinem Unterleib entstehen (...). Konzentriere dich auf das Gefühl der Wärme und des Kribbelns ganz tief in dir (...). Etwas ganz Spezielles hat tief in deinem Inneren bereits damit begonnen, an der Stärkung deiner Libido für dich zu arbeiten (...), ein Impuls ganz tief in dir richtet sich völlig neu aus (...).

Alles in dir (…) beginnt sich immer mehr auszugleichen und ein Gefühl des Wohlbefindens entsteht in deinem Inneren. Nimm es wahr (…), fühle einfach.

Dieses wohlig warme Gefühl breitet sich jetzt immer mehr aus (…), immer stärker wird in deinem ganzen Unterleib (…) alles optimal durchblutet, angeregt (…), gekräftigt und gestärkt.

Dabei kommt alles immer mehr in Balance und richtet sich völlig neu aus, bis es ideal für dich passt (…), wie maßgeschneidert passt es sich in dir an.

Alles in dir ist harmonisch, gleicht sich aus (…), kommt ins Gleichgewicht. Es fühlt sich einfach stimmig an (…), ganz im Einklang, alles ist in bester Ordnung, gesund und vital (…), es ist ein Zuhause zum Wohlfühlen und Verweilen.

Deine Libido findet hier den perfekten Platz für sich und macht es sich gemütlich (…), breitet sich aus und fühlt sich wohler und wohler (…). Alles rundherum signalisiert Harmonie, Freude, Leichtigkeit (…). Hier möchte man gerne bleiben.

Deine Libido richtet sich nun völlig neu aus, hat ihren perfekten Platz gefunden, um hier zu wachsen (…), um sich zu entfalten und um richtig aufblühen zu können.

Alles in dir ist stimmig, ganz im Einklang (…).

Deine Libido fühlt sich hier absolut wohl, ist hier zu Hause und genießt dieses wunderbare, angenehme Gefühl.

Immer mehr beginnt sie sich auszubreiten (…), nimmt ganz viel Platz in dir ein (…). Sie lässt es sich gut gehen und dabei wird sie immer kräftiger (…), immer mehr wird dein Unterleib optimal durchblutet und dabei aktiviert sich jetzt deine Libido voll und ganz.

Dir wird ein neues Leben eingehaucht (…), voller Lust und Lebendigkeit.

Fühle es, wie alles immer aktiver in dir wird (…) und die Lust sowie das Gefühl der Lebendigkeit deutlich zu spüren sind.

Die Libido wächst immer mehr zu einer wunderschönen Blüte in deinem Inneren heran (…), welche sich vollkommen entfaltet und immer kraftvoller wird.

Sie blüht völlig auf (…). Stell dir vor, wie diese wunderschöne Blüte sich voll entfaltet (…), sich ganz öffnet und ihre Schönheit genießt.

Sie lebt ab jetzt ihre Schönheit und ihre sehr kraftvolle, atemberaubende Weiblichkeit ganz intensiv aus (…), möchte ganz Frau sein.

Deine Libido ist nun völlig ausgeglichen, wächst stetig und wird immer kraftvoller und stärker spürbar (…). Sie ist wunderschön (…), fühlt sich wohl, möchte hervortreten und ganz präsent werden.

Du möchtest dieses Gefühl leben im Hier und Jetzt (…), die Lust und Lebendigkeit spüren.

Alles fühlt sich einfach harmonisch an und ist im Einklang.

Und dies drückt sich immer mehr über deine Gefühle aus (…). Deine Libido ist aktiviert, sie entfaltet sich (…), blüht völlig auf und sie drückt sich ganz stark über deine Gefühle aus.

Deine Libido ist in ihrer vollsten Pracht und du kannst es ganz deutlich spüren, wie in dir immer mehr das Gefühl der Wärme (…), der Liebe und der Lust erwacht.

Dein Körper wird optimal durchblutet (…) und mit allem versorgt, was es braucht, um sich voll und ganz entfalten zu können (…), um wieder ganz zum Vorschein zu kommen und aufzublühen. Du möchtest deine Lust und die Liebe in dir mehr ausleben.

Du fühlst dich immer weiblicher in deinem Körper (…), nimmst das Kribbeln und auch das Gefühl wahr (…), dass dein Unterleib völlig ausreichend durchblutet wird, und du spürst dabei wieder dieses verstärkte Lustempfinden.

Du fühlst dich wohl und bist zufrieden mit dir und mit jeder Stunde, die kommt, wird dieses tolle Gefühl immer noch stärker und stärker.

Du bist wunderschön (...), stark und anziehend.

Deine Gefühle verstärken sich jetzt immer mehr und mehr und dadurch steigt die Lust immer intensiver in dir auf und du möchtest diese Lust ausleben. Denn du fühlst dich wohl (...), spürst diese Glücksgefühle immer deutlicher.

Deine Weiblichkeit kommt immer mehr zum Vorschein (...). Du kannst sie immer mehr wahrnehmen (...), sie annehmen, wie sie ist, und sie voll in dein Leben integrieren.

Du bist voll und ganz die Frau (...), die du dir schon immer zu sein wünschtest, und diese weiblich-feminine Schwingung lässt du jetzt ganz tief in dir wirken.

Du bist vollkommen mit deiner Weiblichkeit verbunden (...), ganz mit ihr im Einklang.

Diese kraftvolle Schwingung der Weiblichkeit (...), der Lust schwingt sich nun immer tiefer in dein Innerstes ein und bleibt dort unauslöschlich erhalten.

Und auch kraftvolle Liebesgefühle für dich und deinen Partner steigen jetzt immer intensiver in dir auf und wollen nun ausgelebt werden (...). Die Weiblichkeit in dir wird immer stärker (...), denn es ist diese positive Schwingung, die immer kraftvoller wird (...), die deine Libido aktiviert hat, die dein Lustempfinden ganz neu entfacht und dadurch die Weiblichkeit verstärkt (...).

Und all das möchte in dir noch mehr heranwachsen (...), aufblühen, ganz kraftvoll werden (...), um aktiv zu sein und um es ausgiebig ausleben zu können (...). Es schwingt schon ganz tief in dir.

Und alles, was nun zu tun ist (...), ist, einfach geschehen zu lassen, was kommt (...). Du kannst jetzt einfach genießen (...), offen sein (...) und ganz du selbst zu sein.

Mindset

Selbstvertrauen stärken

Du hast dich heute dazu entschieden (...), dein Selbstbewusstsein und deine innere Kraft stärken zu wollen (...).
Dein Unterbewusstsein ist völlig wach und hört ganz genau meine Worte (...). Ab sofort wirst du in allen Situationen in deinem Leben (...) absolut ruhig und entspannt bleiben (...).

Du wirst von Minute zu Minute innerlich gestärkt und gleichzeitig bist du absolut ruhig und entspannt (...).

Diese innere Stärke wächst immer mehr (...), wird immer kraftvoller und treibt dich dazu an, das Vertrauen zu dir selbst wiederzufinden.

Mit jeder einzelnen Minute (...) wächst diese innere Kraft nun in dir (...). Du wirst immer stärker, wirst völlig kraftvoll.

Ganz egal, wie du bisher in verschiedensten Situationen in deinem Leben reagiert hast (...): Ab sofort wirst du völlig ruhig und innerlich entspannt bleiben (...).

Ohne dass du darüber nachdenkst (...), einfach so, gelingt es dir immer leichter, ein Gespräch zu beginnen (...) oder eine wichtige Unterhaltung zu führen.

Du bleibst dabei völlig entspannt und gelassen (...), in jeder Situation, die auf dich zukommt. Unabhängig davon, wie diese Situationen bisher aussahen (...), bleibst du ab sofort innerlich absolut ruhig und entspannt.

Richtig und schlagfertig zu antworten (...), fällt dir von nun an ganz leicht (...), weil du dir darüber keinerlei Gedanken mehr machst.

Es ist für dich ein völlig normaler Ablauf (...), ein Gespräch in Ruhe zu führen und dabei ganz authentisch und redegewandt zu sein. Du bleibst dabei innerlich immer entspannt (...), vollkommen ruhig.

Du machst dir über Gespräche mit anderen Menschen keinerlei Gedanken mehr (...). Denn du weißt nun ganz genau (...), dass du in jedem Gespräch ruhig und entspannt bist und ganz authentisch antwortest (…), automatisch und intuitiv. Dadurch fällt es dir ganz leicht (…), anderen Menschen aufmerksam zuzuhören und die Inhalte des Gesprächs in dich aufzunehmen.

Das macht dich für dein Gegenüber sympathisch (…). Denn du weißt jetzt tief in dir drinnen, wie du immer passend reagierst.

Dein Unterbewusstsein unterstützt dich ab sofort dabei (…), dein Leben selbstbewusst und innerlich gestärkt zu meistern (…).

Dadurch wirst du in jeder Situation völlig ruhig und entspannt bleiben (…), absolut souverän.

All die Situationen und Erfahrungen in deinem Leben (…), die dich in irgendeiner Art und Weise negativ beeinträchtigt haben (…) und somit dein Selbstbewusstsein geschwächt haben, werden jetzt für dich immer gleichgültiger (…).

Jede Hürde des Lebens (…) meisterst du mit Ruhe und Kraft (…). Du wirst mit jeder Situation wachsen, daraus lernen und so gut wie möglich damit umgehen können (…) und dabei innerlich ruhig und gelassen bleiben können.

Du wirst eine sinnvolle Lösung finden (…), die richtig und angemessen ist (…), ganz egal, was kommen mag. Dabei bleibst du ganz ruhig und entspannt und findest die bestmögliche Lösung (…) für jede neue Situation.

Ab sofort weißt du ganz genau (…), dass du alles meistern kannst (…), mit Ruhe und innerer Kraft.

Du fühlst immer deutlicher, dass sich in dir etwas zum Positiven entwickelt hat. Ein Impuls in dir ist aktiviert worden (…), der dich von innen stärkt, sodass du völlig selbstbewusst und innerlich stark wirst (…). Von nun an wirst du immer stärker.

Dein Selbstbewusstsein stärkt sich und wächst von Tag zu Tag immer mehr und mehr.

Du wirst immer selbstbewusster (...) und zufriedener mit dir und deinem Leben (...).

Auch dein Selbstwertgefühl (...), deine Wertigkeit, wird dir immer bewusster (...). Denn du kümmerst dich jetzt wieder mehr um dich selbst. Du spürst immer deutlicher (...), dass du es wert bist. Du möchtest auf dich selbst achten (...), dir die Liebe entgegenbringen, die du verdient hast.

Immer leichter gelingt es dir, dich anzunehmen, genau so, wie du bist (...), und du vertraust wieder mehr (...) deinem eigenen Tun und Handeln.

Du hast für diese Dinge (...) ein immer besser werdendes Gefühl und vertraust diesem inneren Gefühl ab sofort (...) voll und ganz. Wie eine innere Stimme (...), die du lange nicht mehr gehört hast (...) oder die ignoriert wurde, hörst du jetzt ganz deutlich (...), wie wichtig du dir selbst bist.

Dieses Vertrauen stärkt dich und dein Selbstbewusstsein (...), es verändert dein Leben so positiv.

Von nun an (...) bist du völlig ruhig, entspannt und vollkommen zufrieden mit dir (...). Denn du merkst jetzt schon (...), dass du immer selbstbewusster und selbstsicherer wirst.

Und dieser Impuls verstärkt sich so lange (...), bis es optimal für dich passt (...) und du dich sehr gut in deinem Körper fühlst.

Deine innere Stärke ist aktiviert worden (...) und treibt dich dazu an, das Beste aus dir herauszuholen (...), um es von nun an völlig ausleben zu können.

Alle Menschen in deinem Umfeld (...) werden immer mehr deine Nähe genießen (...), weil sie spüren, dass sich in dir etwas zum Positiven entwickelt hat. Es geht dir einfach gut und das strahlst du aus (...).

Du wirkst stark und ausgeglichen (...). Denn du hast eine ganz spezielle Ausstrahlung (...), die anziehend und interessant auf andere wirkt.

Auf dich kommen unglaublich tolle Ereignisse zu (...). Denn du wirst immer mehr geschätzt und bekommst mehr Anerkennung (...), von dir selbst und von anderen.

Du strahlst diese wunderbare Stärke aus (...), die wunderbare Menschen in dein Leben zieht.

Ein angenehmes Gefühl der Zufriedenheit (...) schwingt wie sanfte Wellen durch deinen Körper (...), ganz tief, bis in die kleinste Zelle hinein.

Wie sanfte Wellen (...) schwingt die Zufriedenheit durch deinen Körper (...), stärkt dich und lässt dein Selbstbewusstsein vollkommen zum Vorschein kommen.

Du weißt jetzt ganz genau (...), dass du angenommen und geschätzt wirst (...), genau so, wie du bist (...), mit all deinen Ecken und Kanten.

Du bleibst immer authentisch und echt (...). Denn du musst dich für niemanden verstellen (...). Du wirst von anderen Menschen akzeptiert und angenommen (...), genau so, wie du bist.

Diese Anweisungen werden wunderbar tief in deinem Unterbewusstsein abgespeichert (...). Du spürst, wie sich dadurch dein Leben ab sofort (...) völlig positiv verändert. Deine Gedanken werden automatisch immer positiver und schöner.

Du ziehst Positives in dein Leben, wie ein Magnet (...) magnetische Dinge anzieht.

Nimm dir einen Augenblick Zeit (...), um dieses Gefühl zu genießen (...), zu wissen, dass du bereit bist (...), dein Leben jetzt so zu leben, wie du es dir wünschst (...), mit unglaublich vielen schönen und wunderbaren Momenten (...) voller Liebe und innerer Gelassenheit.

Innere Stärke aufbauen

In diesem tiefen Entspannungszustand (...) findest du immer mehr deine innere Mitte.

Du kannst es dir vorstellen wie ein inneres Gerüst (...), welches sich völlig neu auszurichten beginnt (...) und sich ausgleicht. Es wird immer stabiler (...), während es alle Ungereimtheiten in dir ausausbalanciert.

Nun wird dieses innere Gerüst in dir immer stabiler (...), es richtet sich völlig neu aus und wird immer kraftvoller (...). Es steht ganz fest und wird immer stärker und stabiler – wie ein festes Fundament für dein Leben (...).

Du spürst, wie du innerlich Halt und Sicherheit durch dieses starke Fundament bekommst.

Du fühlst ganz genau den Halt in dir, den du brauchst (...), um mit Freude und Leichtigkeit das Leben zu meistern. Das feste Fundament für dein Leben (...) – es ist bereits riesig (...), stark und unzerstörbar.

Vielleicht entsteht ein inneres Bild (...), das dir zeigt, wie kraftvoll (...), stark und widerstandsfähig dein inneres Gerüst bereits jetzt schon ist. Ein stabiles Fundament (...), welches jede Last des Lebens leicht trägt.

Es gibt dir Sicherheit und die innere Stärke wächst immer mehr zu einem kraftvollen (...), wichtigen Teil in dir heran, welcher ganz leicht alles hält (...), was auch immer kommen mag, und du weißt ganz genau (...), dass du dadurch innerlich immer stärker und kraftvoller bist.

Genau jetzt in diesem Moment (...) verändert sich ganz tief in deinem Inneren etwas zum Positiven. Es ist dein inneres Gleichgewicht (...), welches sich völlig neu anpasst (...), sich perfekt für dich ausgleicht (...) und völlig stark ist – genauso, wie es optimal für dich ist.

Ein Impuls in dir (...) gleicht in diesem Moment alles so aus, dass es perfekt für dich und deine Bedürfnisse passt. Er balanciert alles ins Gleichgewicht (...), was in dir Sicherheit, Ausgeglichenheit und Zufriedenheit auslöst.

Und mit jeder Stunde, die kommt (...), wirst du jetzt immer noch ausgeglichener und bist vollkommen in deiner Kraft.

Du findest dich nun ein in deiner inneren Mitte (...). Dieses Gefühl fühlt sich einfach wunderbar an, wie das Ankommen (...) bei sich selbst und im Leben (...). Es schwingt sich ganz tief in dich ein und wirkt bereits ganz stark in dir.

Und nun, wo du dich so wohl fühlst und dieses Gefühl sich mehr und mehr in dir ausbreitet, konzentrierst du dich voll und ganz auf meine Stimme und prägst dir den folgenden Satz ganz tief in deinem Unterbewusstsein ein: „Ich bin bei mir angekommen!"

Sag dir diesen Satz – „Ich bin bei mir angekommen!" – nun gedanklich eine Minute lang vor, bis ich wieder mit dir spreche. Dabei wirst du spüren, wie sich diese Worte immer tiefer und tiefer in deinem Unterbewusstsein einprägen und verwurzeln. (1 Minute nur Musik aufnehmen.)

Körper, Geist und Seele verbinden sich (...), werden eins (...). So kommt die innere Kraft ganz zurück (...). Du wirst jetzt wieder ganz du selbst (...) in deiner stärksten Kraft. Völlig stabil, kraftvoll (...), unaufhaltbar – das sind die Worte, die dieses Gefühl wohl am besten beschreiben würden.

Und genau diese Energie schwingt in deinem Körper und vertieft sich jetzt immer mehr (...), immer tiefer in dich hinein. Ganz intensiv ist dieses Gefühl in dir.

Du kannst einfach alles Positive intensiver spüren (...), wahrnehmen und ausleben. Du bist innerlich so stark (...) und dies wirkt sich ganz intensiv auf deine positive Stimmung aus. Immer mehr bist du in deiner Kraft (...), du wirkst zufriedener mit dir selbst (...) und mit deinem Leben. Das ist auch der Fall, weil du vollkommen ausgeglichen bist (...), ganz in deiner Kraft.

Immer mehr kannst du deine innere Stärke wahrnehmen (…), die nun immer intensiver in dir wirkt. Die Harmonie mit dir selbst (…) schwingt von nun an immer mit dir mit. Ein wohlig angenehmes Gefühl der absoluten Harmonie.

Du bist völlig verbunden mit dir (…) und diese tiefe Verbundenheit zu dir (…) wird immer stärker und immer intensiver in dir wirken. Du bist wieder für dein Innerstes erreichbar.

Dein Eigenwert, dein Selbstvertrauen, sind bereits aktiviert worden, denn die Hypnose wirkt schon ganz tief in dir (…). Dein Vertrauen in dich selbst kräftigt sich nun von Tag zu Tag immer mehr. Dieses wunderbare Gefühl wird immer stärker (…) – das merkst du deutlich (…).

Du veränderst dich ins Positive, du wirst immer kraftvoller (…), völlig stabil, standfest (…), und das macht dich einfach glücklich.

Du bist ganz bei dir, in deiner Kraft (…), alles ist völlig klar, dein Leben ordnet sich (…). Es fühlt sich leicht an, denn du bist völlig gelassen (…), im Vertrauen und absolut ausgeglichen (…). Dir geht es einfach gut.

Diese wunderbaren Worte werden in deinen Gedanken aufgenommen und von deinem Unterbewusstsein ausgeführt.

Durchhaltevermögen entwickeln

Wie du jetzt so daliegst, so völlig gelöst und innerlich ruhig (…), spürst du ganz deutlich (…), dass du jetzt eine Entscheidung tief in dir drinnen triffst (…). Es ist eine Entscheidung, die dir dabei hilft, ab sofort alles, was du beginnst (…), auch wirklich zu vollenden.

Du entscheidest dich, dein eigenes Durchhaltevermögen zu stärken und zu kräftigen.

Dazu atmest du jetzt einmal tief ein und machst dich bereit.

Du hast dir nun einen großen Schritt erarbeitet (…), und jetzt konzentrierst du dich auf dein Durchhaltevermögen (…), welches jetzt ganz automatisch und mit Leichtigkeit in dir immer stärker und größer wird.

Wie ein Ballon, der immer größer und größer wird (…), wächst auch dein Durchhaltevermögen jetzt immer mehr und mehr.

Ein Impuls in dir wird mit jeder Minute immer stärker und stärker. Ganz egal, ob du es bewusst oder unbewusst bemerkst oder nicht (…): Etwas ganz tief in deinem Inneren hat bereits damit begonnen (…), an deinem Durchhaltevermögen zu arbeiten.

Dieser Impuls arbeitet so lange an dieser Sache (…), bis dein Durchhaltevermögen optimal für dich ist.

Dadurch, dass dein Durchhaltevermögen stetig steigt (…), wächst jetzt auch deine Motivation (…), deine Ziele erreichen zu wollen, immer mehr und mehr.

All das funktioniert ganz einfach (…), wie von allein (…). Deine Motivation und dein Durchhaltevermögen werden jetzt immer stärker.

Du spürst schon jetzt immer deutlicher (…), wie sich etwas in dir verändert (…) und du selbst immer stärker wirst.

Deine innere Kraft lässt dich immer stärker werden (…) und deine Motivation steigt dadurch von Tag zu Tag immer mehr und mehr.

Dir wird es von Tag zu Tag in jeglicher Hinsicht immer besser gehen.

Du fühlst dich so gut wie schon lange nicht mehr (…) und dir gelingt es jetzt immer einfacher, dieses Gefühl genießen zu können (…) – ein wunderbares Gefühl (…), das jetzt immer deutlicher spürbar ist.

Dein Durchhaltevermögen (…) und deine Motivation (…), dein Ziel zu erreichen, sind optimal für dich angepasst. Du fühlst dich einfach gut und bist stolz auf dich (…), weil es dir mit Leichtigkeit gelingt, deine Ziele zu erreichen.

Deine innere Kraft und Zuversicht lassen dich von innen heraus strahlen (…). Immer mehr entsteht ein Gefühl der inneren Zufriedenheit (…), das dich von innen nach außen strahlen lässt.

All diese positiven Emotionen sind in dir vorhanden und sind jetzt optimal für dich angepasst.

Du fühlst dich immer wohler (...) und kannst die Freude darüber, dein Ziel zu erreichen, jetzt schon deutlich spüren.

Du wirst dein Ziel mit Leichtigkeit und Freude erreichen und das weißt du ganz genau (...). Denn dies kannst du deutlicher spüren als jemals zuvor.

Du vertraust dir selbst (...). Dein Glaube daran, dein Ziel erreichen zu können (...), wird dir jetzt immer mehr bewusst.

Du bist voller Kraft und Tatendrang (...) und nichts und niemand wird dich jetzt noch aufhalten können (...), deine Ziele zu erreichen.

Deutlicher als jemals zuvor spürst du, dass du die innere Kraft (...), das Durchhaltevermögen (...) und die Motivation hast (...), um all deine Ziele mit Leichtigkeit zu erreichen.

Konzentration und Merkfähigkeit steigern

Heute arbeitest du an dir (...), weil du ein Problem mit deiner Konzentration hast.

Dir macht das Sorgen (...), da du dadurch öfters in unangenehme Situationen kommst, welche vermieden werden könnten (...), wenn du dich besser konzentrieren und dir Dinge besser merken könntest.

Mach dich jetzt bereit (...), diese negative Angewohnheit ganz und gar hinter dir zu lassen. Denn heute kümmert sich dein Unterbewusstsein darum (...), dass dieses Muster tief in dir verändert werden kann.

Dein Unterbewusstsein ist für all deine Verhaltensweisen (...), deine Reaktionen und auch deine Konzentrationsfähigkeit zuständig (...). Mach dich jetzt innerlich bereit, das angesprochene Problem hinter dir zu lassen.

Es ist völlig unwichtig, ob du bewusst bemerkst (...), dass dein Unterbewusstsein sich bereit macht (...), deine fehlende Konzentrationsfähigkeit jetzt für dich zu verbessern. Auch wenn du davon bewusst nichts wahrnimmst (...), ist dein Unterbewusstsein jetzt bereit, dieses Muster völlig zu verändern.

Alles, was dafür notwendig ist, liegt bereits tief in dir vergraben.

Du spürst jetzt immer mehr ein Gefühl von Glück und Freude (...), weil du immer mehr spüren kannst (...), dass dein Unterbewusstsein sich jetzt dieser Sache angenommen hat (...) und das Problem für dich lösen wird.

Die Konzentrationsfähigkeit wird von deinem Unterbewusstsein gesteuert (...) und kann dir deshalb völlig gleichgültig sein. Die Konzentrationsfähigkeit wird dir jetzt völlig gleichgültig. Denn du spürst tief in dir drinnen (...), dass der Teil in dir, der dafür zuständig ist (...), jetzt aktiver ist als jemals zuvor.

Dein Unterbewusstsein wird dafür sorgen (...), dass du dich ab sofort immer besser konzentrieren kannst (...), und wird auch deine Merkfähigkeit deutlich verbessern. Von Sekunde zu Sekunde und von Tag zu Tag (...) wird deine Konzentrationsfähigkeit immer besser und besser.

Egal in welcher Situation du dich befindest (...): Du kannst dich ab sofort wie ein Laserstrahl konzentrieren (...). Es fällt dir ganz leicht, deine Aufmerksamkeit auf eine bestimmte Sache zu lenken.

Du brauchst dir darüber gar keine Gedanken zu machen (...). Denn dein Unterbewusstsein ist jetzt bereit, deine Konzentrationskraft deutlich zu stärken.

Wenn du dich ab sofort in wichtigen Situationen gut konzentrieren möchtest und dir Dinge gut merken möchtest (...), wirst du augenblicklich wie von allein (...) innerlich völlig entspannt und ruhig sein (...). Du wirst genauso ruhig und gelöst sein wie jetzt gerade.

In Situationen, in denen du dich gut konzentrieren möchtest und dir Dinge gut merken möchtest, wirst du immer entspannter (...). Du kümmerst dich überhaupt nicht darum (...), ob du dich konzentrieren kannst oder nicht. Denn tief in dir drinnen weißt du, dass dein Unter-

bewusstsein diese Aufgabe für dich übernimmt und sich automatisch besonders stark fokussiert und konzentriert.

In dieser wunderbaren Entspannung fällt es dir immer leichter, dich zu konzentrieren.

Du legst deinen Fokus auf das Positive (…). Es ist für dich ab sofort völlig selbstverständlich (…), dass du dich ganz schnell und einfach (…) konzentrieren kannst.

Du kannst dir alles, auf das du dich konzentrierst (…), ganz leicht merken (…). Dein Unterbewusstsein und dein Gehirn sind wie ein Schwamm und saugen sämtliche Informationen in sich auf (…), so, wie ein Schwamm (…) Wasser in sich aufsaugt.

Für dich ist es leicht, dich zu konzentrieren und zu fokussieren (…), weil du dir keinerlei Gedanken darüber machst. Du spürst tief in deinem Inneren (…), dass deine Konzentrationsfähigkeit immer größer und größer wird.

Du spürst immer deutlicher, dass du dich gut auf Dinge konzentrieren kannst (…) und deinen Fokus auf alles richten kannst (…), was du dir wünschst. Du brauchst dazu nur deinem Unterbewusstsein zu signalisieren (…), dass es sich konzentrieren soll, und schon kannst du wie ein Laserstrahl alle Informationen fokussiert in dich aufnehmen.

Du bist ab sofort immer dann, wenn du es möchtest, völlig fokussiert (…) und weißt, was für dich gerade wichtig ist und Priorität hat.

Ganz leicht und einfach erledigst du ab jetzt all die Dinge, die früher vielleicht schwer waren (…), und du wirst feststellen, dass es dir auch jedes Mal immer einfacher gelingen wird (…), völlig konzentriert und fokussiert zu sein.

Vertraue dir (…) und vertraue darauf, dass du dies schaffen kannst.

Das Vertrauen in dich und deine eigenen Fähigkeiten (…) wird jetzt immer stärker und stärker.

Du kannst alles schaffen, was du erreichen möchtest.

Nichts ist für dich (...), deinen Verstand und dein Unterbewusstsein unmöglich.

Die Konzentration und die Merkfähigkeit kommen von ganz allein (...) und du wirst schon bald eine positive Veränderung merken.

Du bist in dieser Sache vollkommen entspannt und gelassen (...), weil du jetzt weißt, dass dein Unterbewusstsein bereit ist, ab sofort ganz schnell und einfach konzentriert und fokussiert zu sein.

Du achtest ab sofort darauf (...), dass du intuitiv deinem Körper und deinem Geist genau das gibst (...), was sie benötigen, um sich ab sofort ganz einfach und schnell wunderbar zu konzentrieren.

Schlaf ist zum Beispiel sehr wichtig (...), da dieser auch deine Konzentration und Merkfähigkeit steigert.

Genauso achtest du auf eine ausgewogene Ernährung (...). Eine ausgewogene Ernährung ist besonders wichtig (...), da diese in allen Bereichen (...), besonders auch für die Konzentration, förderlich ist.

Du versuchst, Stress weitgehend zu vermeiden und ihn erst gar nicht entstehen zu lassen (...). Denn du möchtest deinem Körper und deinem Geist alles geben (...), um sich ab sofort optimal konzentrieren und fokussieren zu können.

Du machst Dinge, die dir Freude bereiten (...) und an denen du Spaß hast.

Ruhepausen sind dir sehr wichtig (...) und deshalb wirst du jetzt auch für ausreichende Ruhepausen sorgen (...), damit dein Geist und dein Unterbewusstsein anschließend wieder völlig aufnahmefähig sind (...) und sich wunderbar einfach konzentrieren können.

Du wirst immer motivierter (...) und dir macht es Freude, dich auf wichtige Dinge zu konzentrieren (...). Du hast dazu eine positive Einstellung (...), welche sich jetzt immer mehr und mehr in dir ausbreitet.

Du genießt es (...), dass du dich wunderbar konzentrieren kannst (...), und du merkst dir Dinge sehr schnell. Du kannst diese Dinge dann jederzeit in dir abrufen (...), weil dein Unterbewusstsein sie für dich zugänglich macht.

Genieße das Gefühl jetzt noch ein wenig (...) und spüre deutlicher als jemals zuvor (...), wie deine Konzentrationsfähigkeit mit jedem Atemzug immer stärker und stärker wird.

Stressbewältigung & Energie

Müdigkeit bewältigen

Du nimmst dir heute die Zeit für dich (...), weil du schon seit Längerem an einer tiefen inneren Müdigkeit leidest (...) und du bemerkst, dass diese Müdigkeit für dich von Nachteil ist.

Manchmal sind Stress, Probleme (...), Kummer und Sorgen die Ursache dafür (...), dass wir uns erschöpft und müde fühlen (...).

Natürlich können auch ganz andere Faktoren deine Müdigkeit auslösen. Aber du hast jetzt für dich entschieden, dass du wieder voller Energie durch dein Leben gehen möchtest (...) und motiviert und voller Elan dein Leben genießen möchtest.

Dein Fokus richtet sich nun nach innen (...) und du beginnst, jetzt in deinen Körper einzutauchen (...), und auf der Reise durch deinen Körper (...) wirst du endlich wieder zu mehr Kraft und Energie kommen.

Atme jetzt dreimal ganz tief ein und wieder aus (...). Bei jedem Mal, wenn du ausatmest, fallen immer mehr Anspannung und Ballast von dir ab.

Du fühlst dich mit jedem Atemzug immer leichter (...) und alle Anspannungen und der ganze Ballast fallen immer mehr und mehr von dir ab.

Es geht ganz leicht (...). Lass die Anspannung und den Ballast einfach los. Stell dir vor, dass du ihn ganz einfach von deinem Körper abstreifen kannst (…), einfach so. Wie alte Kleidung, die du ablegst (…), kannst du jetzt auch den ganzen Ballast und alle Anspannungen ablegen (…). Sie können jetzt einfach losgelassen werden.

Immer mehr verschwinden jetzt diese Anspannung und dieser Ballast (…) – so lange, bis all diese negativen Dinge vollkommen verschwunden sind. Nimm dir dazu einfach die Zeit, die du brauchst (…). Stell dir vor, wie all diese Dinge, die deine Müdigkeit bedingt haben, da sie so viel Energie benötigten, jetzt einfach losgelassen werden können.

Mit jedem Atemzug lässt du all das Negative jetzt hinter dir (…) und befreist dich (…) von dieser Müdigkeit (…), diesem Ballast. Sehr gut!

Du konzentrierst dich jetzt auf deine Müdigkeit (…). Dein ganzer Fokus liegt jetzt auf deiner inneren Müdigkeit.

Immer mehr fühlst du die Abgeschlagenheit (…), Trägheit (…), Lustlosigkeit (…), das Gefühl, nichts richtig schaffen zu können, wie du es dir wünschst (…), die verminderte Leistungsfähigkeit und die Müdigkeit an sich. Dieses Gefühl darf sich jetzt einmal verstärken (…), bis es ganz stark ist. Lass es zu, dieses Gefühl jetzt einmal wahrzunehmen (…), es kommen zu lassen.

Nimm jetzt drei tiefe Atemzüge und lass dieses Gefühl immer stärker werden (…) – so stark, wie du es empfinden kannst. Ich zähle dabei für dich mit. Und mit jeder Zahl, die ich ausspreche, nimmst du einen tiefen Atemzug und lässt dieses Gefühl in dir wachsen,

mit jedem tiefen Atemzug immer stärker.

1 (…) Lass dieses Gefühl jetzt bewusst zu, diese unglaubliche Müdigkeit, 2 (…) lass es noch stärker werden, 3 (…) so stark wie niemals zuvor.

Ich zähle jetzt für dich von drei bis null (…). Bei null angelangt (…), ist die Müdigkeit mit all ihren negativen Begleiterscheinungen völlig verschwunden (…), völlig aufgelöst (…), ausgelöscht.

Die Müdigkeit löst sich auf in nichts, sobald ich die Zahl Null erreicht habe.

Mach dich bereit, das Gefühl der Müdigkeit jetzt dauerhaft loszulassen!

Drei (…), zwei (…), eins (…), null (…). Jetzt bist du frei!

Endlich ist dieses Gefühl vollkommen von dir genommen. Du spürst eine unglaubliche Befreiung (…), so, als wärest du dein Leben lang festgehalten worden und bist jetzt endlich frei.

Dieses Gefühl der Freiheit (…), der Energie durchflutet jetzt deinen Körper und wird von Sekunde zu Sekunde immer stärker.

Endlich kannst du deine innere Kraft, deine Energie fühlen (…) und spüren, wie machtvoll du bist.

Mit jeder Stunde, die kommt, und mit jedem neuen Tag merkst du (…), wie du immer mehr an Kraft und Energie gewinnst (…), jeden Tag immer mehr und mehr (…), während die Müdigkeit völlig verschwindet (…), bis sie tief in dir aufgelöst ist.

Energie, Kraft und Lebensfreude breiten sich jetzt immer mehr in dir aus (…) und verankern sich jetzt ganz tief in deinem Unterbewusstsein.

Dein Fokus verändert sich jetzt deutlich (…). Deine innere Energie richtet sich immer mehr und mehr (…) auf positive Dinge in deinem Leben.

Ab jetzt fokussierst du dich nur noch auf die positiven Dinge in deinem Leben (…), all die Dinge, die dir Freude bereiten und dich glücklich machen. Dadurch erhältst du von Tag zu Tag noch mehr neue Energie und spürst (…), wie du zufriedener mit dir selbst wirst.

Immer mehr verschwinden auch die negativen Gedanken (…), Sorgen und Probleme (…). Sie sind für dich ab jetzt nicht mehr wichtig und verblassen immer mehr und mehr.

Du verwendest deine neu gewonnene Energie (…), um an Positives zu denken.

Immer mehr überwiegen positive Gedanken (…) und deine Vorstellung (…), dein Leben ins Positive zu lenken. Dadurch erreichst du alles (…), was du dir wünschst, ganz einfach.

Dir gelingt es ab jetzt immer leichter und leichter, an Positives zu denken (…) und auch positive Gefühle zu spüren.

Jeden Tag immer mehr und mehr.

Immer leichter fällt es dir, positive Gefühle zu entwickeln, und du fühlst dich befreit, losgelöst (…) – so, als würdest du in deine wunderbare Zukunft schweben können (…), in der du voller neuer Energie endlich deine Ziele ganz leicht erreichen kannst.

Besser schlafen

Du liegst hier, weil du Probleme damit hast (…), am Abend gut einschlafen und anschließend in der Nacht durchschlafen zu können.

Eventuell wachst du auch auf und dir fällt es dann wieder schwer (…), weiterschlafen zu können. Oft wachst du zu früh am Morgen auf und bist dann einfach wach.

Genauso, wie du dieses Problem erkannt hast (…), erkennt es jetzt auch dein Unterbewusstsein und kann jetzt endlich alles daran setzen (…), dieses Problem für dich zu lösen.

Du kannst deinem Unterbewusstsein völlig vertrauen (…). Dein Unterbewusstsein möchte das Beste für dich und kann dir ganz einfach dabei helfen (…), dein Problem zu lösen.

Ganz egal, ob du es bemerkst oder nicht (…): Ganz tief in deinem Inneren hat bereits etwas damit begonnen (…), dein Problem zu lösen.

Dein Unterbewusstsein hat die Ursache deines Schlafproblems gefunden (…) und ist jetzt gerade dabei, das Problem für dich zu lösen.

Vielleicht entsteht dabei ein Gefühl oder es entstehen innere Bilder (…) vor deinem geistigen Auge.

Der Schlaf wird von deinem Unterbewusstsein gesteuert (…) und kann dir deshalb völlig gleichgültig sein.

Dein Schlaf wird dir jetzt völlig gleichgültig. Mit jedem Atemzug (…) wird der Schlaf für dich immer unwichtiger und du kannst deinem Unterbewusstsein mehr und mehr vertrauen (…), dass es das Schlafthema voll und ganz zu deinem Besten löst.

Ruhe und Erholung sind wichtig (…) für unseren Körper und für unseren Geist.

Du sorgst ab sofort dafür (…), dass du ausreichend Ruhe und Erholung bekommst. Es ist für dich wichtig (…), deinem Körper und deinem Geist die optimalen Bedingungen für einen erholsamen Schlaf zu geben. Intuitiv spürst du immer mehr und mehr (…), was dein Körper und dein Geist benötigen (…), um sich ab sofort ganz einfach erholen zu können.

Du wirst jetzt immer entspannter mit deinem Schlaf umgehen können (…). Denn dein Schlaf wird dir ab sofort nur noch Freude bereiten.

Dein Unterbewusstsein wird dafür sorgen, dass du abends (…), wenn du im Bett liegst (…), schnell einschlafen und durchschlafen kannst.

Es liegt nicht in deiner bewussten Verantwortung (…), einen gesunden Schlaf zu führen. Deshalb übergibst du diese Verantwortung jetzt voll und ganz an dein Unterbewusstsein.

In den frühen Morgenstunden schläfst du besonders gut (…), um erholt und voller Elan in den nächsten Morgen starten zu können. Von Tag zu Tag wird dein Schlaf immer erholsamer und ausgeglichener.

Du brauchst dir darüber keine Gedanken zu machen (…), und das ist ein sehr schönes Gefühl. Diese Leichtigkeit, die jetzt in dir ist, und dieses tiefe innere Wissen (…), dass der Schlaf ab sofort kein Problem mehr für dich ist (…), werden immer intensiver.

An jedem Morgen, wenn du aufwachst, bist du völlig ausgeschlafen (…), total frisch und voller Elan.

Du bist leistungsfähig (…), ausgeruht (…) und hast somit einen perfekten Start in jeden neuen Tag.

Total ausgeruht beginnst du jeden Morgen und du fühlst dich innerlich ruhig und völlig erholt.

Die Geschehnisse des Tages (…), die Dinge, die nicht fertig wurden (…), und deine Gedanken kannst du ab jetzt viel leichter loslassen. Denn du weißt, dass der Schlaf sehr wichtig für dich ist (…) und es wenig hilfreich wäre, dir über verschiedene Dinge Gedanken zu machen (…), die man am nächsten Tag genauso lösen kann.

All die Dinge, die dich belasten und dich daran hindern, schnell einschlafen und durchschlafen zu können (…), werden dir jetzt immer gleichgültiger (…), immer gleichgültiger werden dir jetzt diese Dinge.

Ganz besonders am Abend sind die Geschehnisse des Tages für dich völlig unwichtig (…). Mit jedem Atemzug, den du in deinem Bett machst (…), lässt du alle Geschehnisse des Tages mehr und mehr hinter dir. Du kannst alles ganz leicht von dir wegfließen lassen (…) und den Schlaf völlig deinem Unterbewusstsein überlassen.

Situationen, die dir Stress bereiten, und auch die Dinge, für die du keine Lösung parat hast (…), werden immer dann, wenn du abends im Bett liegst, immer unwichtiger.

Die Gefühle von Stress und Angespanntheit (…) werden mit jedem deiner Atemzüge immer weniger.

Entspannter und gelassener gehst du jetzt mit Stress um (…). Es ist dir wichtiger, gut schlafen zu können, und all die anderen Dinge können ganz entspannt auf morgen warten.

An jedem Morgen bist du ab sofort völlig ausgeruht (…), total frisch und supergut ausgeschlafen. Voller Elan startest du in jeden neuen Tag und genießt es (…), so voller Energie zu sein (…). Du bist leistungsfähiger und supergut gelaunt.

Viel entspannter und gelassener bist du (...). Dadurch wird viel Energie für schöne Dinge übrigbleiben, die du gerne machst.

Stelle dir jetzt vor (...), wie du in zwei Wochen vor einen großen Spiegel trittst.

Schaue dir in die Augen und lächle dich an. Du siehst dich mit ganz anderen Augen. Du fühlst dich vollkommen ausgeruht und voller Energie. Denn du kannst seit zwei Wochen wieder ganz einfach gut ein- und durchschlafen. Dadurch geht es dir in jeder Hinsicht deutlich besser.

Genieße das Gefühl noch ein wenig (...) und währenddessen prägt sich dieses Bild von dir und all die positiven Gefühle ganz tief in deinem Unterbewusstsein ein.

Stress abbauen

Völlig tief entspannt (...) reist du nun gedanklich weiter (...) an einen sehr ruhigen Ort der Entspannung. Dort, wo du die tiefste Entspannung erleben kannst (...), mit einer Tiefe wie noch niemals zuvor.

Es ist deine ganz persönliche Wohlfühloase (...), in der du dich ganz entfalten (...), einfach einmal eine Auszeit genießen (...) und dabei völlig abschalten kannst.

Es ist diese wunderbare Ruhe in dir (...), die du jetzt immer intensiver fühlen darfst.

Vielleicht entsteht ein Bild in dir (...) von dem Ort, an dem du dich gerade befindest? Möglicherweise ein Wellnesshotel (...) oder ein ganz besonderer Urlaubsort, der dir vielleicht ganz vertraut ist und vielleicht aber auch ganz fremd für dich sein darf?

Hier ist es sehr ruhig und entspannend (...), so voller Wärme und Geborgenheit.

Genau da möchtest du sein (...), ganz genau an dem Ort der vollkommenen Entspannung.

Du siehst diesen wunderbaren Ort jetzt immer genauer vor dir (...), diesen Ort, an dem du dich so unglaublich wohlfühlen kannst und diese Ruhe vollkommen genießen kannst.

Es ist eine Zeit der Erholung für Körper und Geist.

In den kommenden Minuten geht dein Körper in einen optimal tiefen Entspannungszustand (...), in dem sich alle Muskeln in deinem Körper vollkommen entspannen (...) und in dem dein Körper vollkommen zur Ruhe kommt.

Dein Körper und dein Geist regenerieren vollständig (...) und dabei wird alles in dir mit neuer Kraft und Energie versorgt und aufgefüllt.

In deiner eigenen Wellnessoase genießt du einfach die Zeit der Ruhe (...), die Zeit nur für dich.

Hier ist alles wunderbar gemütlich (...) – genauso, wie du es gerne magst.

Du fühlst dich jetzt ganz wohl (...) und lässt dieses wunderbare Gefühl des Wohlbefindens tief in dir wirken.

Es lässt sich mit einer angenehmen Massage vergleichen (...), bei der du völlig abschalten kannst (...), um dieses Ruheerlebnis vollkommen genießen zu können.

Ganz genau dieses Gefühl (...) löst dieses unbeschreibliche Wohlbefinden in dir aus (...), auf das du dich jetzt voll und ganz einlässt.

Hier an diesem angenehmen Ort (...) voller Wohlbefinden (...) nimmst du alles ganz intensiv wahr (...): den Duft an diesem Ort (...), die Wärme (...) und das angenehme Licht, das ganz beruhigend auf dich wirkt.

Der Ausblick ist einfach wunderschön und zutiefst entspannend zugleich – verwöhnen lassen (...), genießen (...), abschalten!

Wie eine wohltuende Massage wirkt diese tiefe Entspannung auf deinen Körper.

Du lässt dich vollkommen in diese tiefe Entspannung hineinsinken (…) und genießt sie.
Du lässt es zu, alle positiven Emotionen in dich aufzunehmen, so voller Ruhe und Gelassenheit.

Lass jetzt deine Füße ganz entspannt werden, locker und entspannt (…). Leichtigkeit breitet sich darin aus. Alle Muskeln in deinen Füßen sind jetzt ganz entspannt.

Auch deine Beine werden jetzt ganz locker und leicht (…). Nach und nach werden alle Muskeln in deinen Beinen (…) immer lockerer und immer entspannter.
Stell dir vor, wie deine Beine von den Zehenspitzen aufwärts immer leichter und entspannter werden (…), immer leichter.

Und nun lässt du auch dein Becken ganz entspannt werden (…), völlig locker werden (…). Alle Muskeln entspannen sich nach und nach immer mehr und mehr und werden jetzt vollkommen locker.

Du fühlst immer intensiver dieses absolute Wohlbefinden (…), das sich jetzt in dir (…) mehr und mehr ausbreitet.

Entspanne jetzt deinen gesamten Oberkörper (…). Deinen Bauch lässt du jetzt die vollkommene Erholung genießen (…). Denn alle Muskeln darin entspannen jetzt wunderbar tief.

Deine Brust wird jetzt ganz angenehm weich (…). Du spürst dieses absolute Wohlbefinden immer mehr, die Muskeln entspannen sich (…), werden locker und absolut leicht.

Die Schultern (…) und die Arme bis in die Fingerspitzen lässt du vollkommen locker und leicht werden (…). Die Muskeln entspannen sich nach und nach immer mehr und mehr.

Du fühlst dich absolut wohl. Wie bei einer angenehmen Massage (…), bei der sich alle Muskeln lockern können, werden deine Muskeln nach und nach entspannter (…), leichter (…) und gelöster.

Und jetzt entspannt sich dein Nacken (...). Jeder einzelne Muskel in deinem Nacken entspannt sich jetzt voll und ganz.
Alle Muskeln werden ganz angenehm weich (...), locker und völlig entspannt.

So lösen sich sämtliche Verspannungen vollkommen auf (...). Dein Nacken wird immer entspannter und fühlt sich immer leichter an.
Je mehr sich deine Muskeln jetzt entspannen (...), desto mehr fühlst du, wie auch alle negativen Belastungen von dir abfallen (...). Denn dein Körper und dein Geist hängen direkt zusammen.

Sobald du irgendwelchen körperlichen oder geistigen Belastungen ausgesetzt bist (...), spannen auch deine Muskeln sich an.

Doch jetzt kann all diese Belastung nach und nach wieder losgelassen werden (...), da all diese Anspannungen nach und nach weniger und weniger werden.

Du fühlst dich dabei einfach wunderbar (...). Glücksgefühle durchströmen deinen ganzen Körper.

Du spürst immer mehr dieses Wohlbefinden in dir (...), welches sich schon so spürbar ausgebreitet hat.

Und nun fühlt sich auch dein Gesicht sehr entspannt an (...). Denn alle Muskeln in deinem Gesicht lässt du jetzt ganz locker.

Es fühlt sich ganz glatt und weich an (...). Du kannst dir jetzt erlauben, alle Muskeln in deinem Gesicht loszulassen.

Dein Kinn wird immer entspannter und auch viel weicher. Die Wangen lässt du ganz locker und leicht werden (...). Deinen Mund lässt du diese Entspannung jetzt ganz besonders genießen (...). Denn alle Muskeln entspannen sich jetzt wunderbar tief.

Und lass diese Entspannung jetzt auch den höchsten Punkt deines Kopfes erreichen (...). Entspanne alle Muskeln bis zu deinem Scheitel (...). Nimm wahr, wie gut es sich anfühlt (...). Und nun fühl, wie diese Entspannung deinen ganzen Körper durchdrungen hat (...). Spür, wie die Entspannung von deinem Scheitel hinunter bis in die Zehenspitzen (...) jeden Muskel deines Körpers gelöst hat.

Der ganze Körper ist nun vollkommenen entspannt und leicht (...), kann sich erholen und regenerieren.

Vielleicht ist diese Leichtigkeit auch spürbar in einer Form der Schwere (...).

Und auch dein Geist kommt jetzt vollständig zur Ruhe und regeneriert sich voll und ganz –

verwöhnen lassen (...), abschalten (...), dieses absolute Wohlbefinden genießen (...)!

Diese tiefe Entspannung fühlt sich wie eine wohltuende Massage in deiner persönlichen Wohlfühloase an (...), ganz intensiv (...), völlig individuell, nur für dich.

Noch tiefer entspannt (...) gibst du dich diesem Gefühl völlig hin und genießt dieses unbeschreibliche Wohlbefinden. Du genießt die Zeit nur für dich (...), tust dir selbst etwas Gutes und dabei entspannen sich alle Muskeln in dir wunderbar tief.

Immer intensiver spürst du dieses einzigartige Wohlbefinden, immer tiefer in dir.

Die nächsten Minuten sind etwas ganz Besonderes für dich (...). Dein Körper und dein Geist gehen in einen tiefen Regenerationszustand, erholen sich völlig und dabei tanken dein Körper und dein Geist neue Kraft und Energie.

Mit jeder Sekunde, in der du jetzt diese Entspannung genießen darfst (...), sinkst du tiefer und tiefer in diese Ruhe (...). Und je tiefer du sinkst, desto wohler fühlst du dich. Je wohler du dich fühlst, desto tiefer gleitest du hinein in diese unglaubliche Entspannung (...), dieses Gefühl der absoluten Harmonie von Körper, Geist und Seele.

Du darfst dir erlauben, diese Entspannung noch viel tiefer werden zu lassen.

Kraft in der Natur tanken

Stell dir jetzt innerlich vor (…), dass du einen schönen langen Weg siehst (…), der in einen Wald hineinführt.

Der Weg ist jetzt noch lang (…), du gehst los (…) und nimmst dabei all die schönen Dinge in dich auf, die dir auf diesem Weg begegnen.

Du gehst diesen langen Weg entlang und genießt diese Ruhe (…), ganz bewusst nimmst du die Geräusche der Natur wahr (…), das Vogelgezwitscher (…), das Zirpen der Grillen (…) und das Rauschen des Baches, der am Wegesrand vorbeifließt.

Immer mehr nimmst du die Gerüche der Natur wahr. Die Düfte der Blumen, die auf der Wiese neben dir wachsen (…), die Kräuter, die du riechen kannst, all die Pflanzen, die hier wachsen (…) und deren Düfte du so gern magst, nimmst du jetzt ganz bewusst und ganz intensiv in dich auf. So schön bunt ist die Natur (…). Du siehst dich um (…), spürst diese Weite. Diese Ruhe hier ist einfach wunderbar.

Rundherum pure Natur.

Nun gehst du weiter deinen Weg entlang (…), vorbei an bunten Wiesen (…) und dem fließenden Bach. Möglicherweise siehst du Schmetterlinge ringsherum (…). Du gehst immer weiter.

Du nimmst die Natur ganz intensiv wahr (…), du erkennst, wie schön sie ist und wie viel Ruhe, Stille und Kraft sie dir gibt.

Der Weg führt dich jetzt in den Wald hinein (…). In diesem Wald ist alles vollkommen ruhig (…), vollkommen still.

Du gehst und gehst (…) weiter und weiter (…). Die hohen Bäume, der Duft des Waldes geben dir ein wunderbares Gefühl der Freiheit und Gelassenheit (…), aber auch ein Gefühl der Vertrautheit und ein Gefühl, behütet zu sein.

Du bist in diesem wundervollen großen Wald (…) – um dich herum nur Bäume, große Steine und dein Weg.

Deine Gedanken werden hier immer klarer (...) und dir wird hier immer bewusster, was du möchtest und wie du es erreichen kannst (...). Dabei schöpfst du ganz automatisch neue Kraft und Energie.

Nur durch diese kraftvolle Wirkung der Natur (...) spürst du, wie du neue Kraft und neue Energie in dich aufnimmst.

Vor dir siehst du nun einen großen Stein, auf dem du dich gerne ausruhen möchtest (...). Gehe jetzt hin und setz dich (...), mach es dir bequem und genieß die Natur (...), den Wald (...), die Atmosphäre.

Über dem Stein blinzelt die Sonne durch (...). Die warmen Strahlen der Sonne wärmen deinen ganzen Körper.

Du genießt die Wärme der Sonne auf deiner Haut, die dir das Gefühl der Kraft und Freude schenkt. Der ganze Wald schenkt dir das Gefühl der absoluten Freiheit (...), ein Gefühl der Freiheit über alle Entscheidungen und jede Minute deins Lebens (...), aber auch ein Gefühl der Ruhe und Stille in dir (...), der völligen Gelassenheit.

In den kommenden 2 Minuten (...) wirst du meine Stimme nicht hören und kannst dich voll und ganz auf dich selbst konzentrieren. Dein Körper, dein Nervensystem und deine Seele haben gleich die Möglichkeit, sich vollkommen regenerieren zu können (...), um neue Kraft und Energie zu tanken.

Du kannst deine Gedanken schweifen lassen und spüren, wie dieses Gefühl der Kraft in dir immer stärker und stärker wird.

Dabei wirst du automatisch immer tiefer in diese wundervolle Entspannung gleiten (...), dich immer noch wohler fühlen.

Voller Kraft und Energie wirst du dich nach diesen 2 Minuten fühlen (...), ausgeruht und entspannt. Die Natur beschenkt dich mit Kraft und Freude (...), Freiheit und Ruhe (...), Stille und Gelassenheit.

Diese 2 Minuten sind nur für dich (...), ganz intensiv und besonders. (2 Minuten nur Musik aufnehmen.)

Sich erden

Wie fühlt es sich an, wenn du dich auf das Gefühl konzentrierst (…), mit beiden Beinen fest im Leben zu stehen?

Um zu fühlen, wie es ist, wenn das innere Grundfundament stabil ist und nun kontinuierlich (…) immer kraftvoller wird, kannst du jetzt einmal ganz tief in dein Innerstes hineinfühlen.

Vielleicht entstehen innere Bilder und Gefühle (…), die dich darin bestärken, standfest und geerdet zu sein.

Lass diese Worte zu Bildern werden (…) oder zu einem starken Gefühl der Verbundenheit.

Versuche es zu fühlen (…). Was auch immer in dir auftaucht und an die Oberfläche kommt (…), ist immer richtig.

Stelle dir jetzt vor, du gehst barfuß durch eine saftige, grüne Wiese (…). Der Boden unter deinen Füßen ist ganz warm und weich.

Alles um dich herum ist genauso (…), wie du dir die wunderschönste Natur vorstellst (…) – in den schönsten Farben, alles ganz genau so, wie es dir gefällt (…), einfach herrlich, die Natur (…), die endlose Weite (…), saftiges Gras (…), grüne Wiesen und alles hier signalisiert dir Wohlbefinden.

Du gehst hier durch die grüne Wiese (…). Es ist angenehm warm (…), die Sonne scheint.

Ganz deutlich spürst du den warmen Boden unter deinen Füßen (…). Du fühlst dich dadurch verbunden mit der Urkraft der Natur.

Auf der Wiese findest du eine passende Stelle, wo du gerne stehenbleiben möchtest (…), um einfach nur den Moment und die Natur zu genießen.

Hier auf dieser Stelle spürst du ganz besonders diese Erdverbundenheit (…) und gehst nun näher darauf ein – einfach fühlen und wahrnehmen (…) und es geschehen lassen.

Möglicherweise spürst du diese Erdenergie wie ein Kribbeln an den Fußsohlen (…). Es kann sich auch warm anfühlen oder wie ein

Ziehen wahrgenommen werden (…). Was auch immer du spürst, ist richtig (…). Nimm einfach wahr, was kommt: Wärme (…), Energie (…,) Kribbeln (…).

Jetzt bemerkst du diese Erdverbundenheit immer stärker und stärker (…) und möchtest dieses schöne Gefühl sogar noch intensiver werden lassen.

Immer deutlicher spürst du den warmen, weichen Boden unter deinen Füßen (…) und du nimmst die Energie wahr (…), die sich jetzt immer mehr mit dem Boden zu verbinden beginnt.

Stell dir vor, wie Wurzeln aus Energie von deinen Fußsohlen in die Erde hineinwachsen.

Lass diese Wurzeln nun ganz tief werden (…) und stark werden (…). Große, kräftige Wurzeln wachsen tief in die Erde hinein, richten dich auf (…), erden dich.

Du spürst immer mehr, wie die Energie zu fließen beginnt.

Vom Boden herauf (…) durch deine Wurzeln und durch deinen Körper – einfach zulassen und diese Energie spüren (…). Lass diese wertvolle Energie aufsteigen, damit sie sich in deinem Körper ausbreiten kann.

Lass die Energie fließen (…), dich durchfluten (…), dich auffüllen (…), bis hinein in jede kleinste Zelle deines Körpers.

Dein ganzer Körper füllt sich voll und ganz mit dieser besonderen Energie (…).

Spüre, wie du mit beiden Beinen fest am Boden stehst (…) und wie du diese Stabilität und das stabile Fundament, auf das man aufbauen kann, deutlich in dir wahrnehmen kannst.

Genieße es jetzt so lange, bis du vollkommen erfüllt davon bist.

Halt (…), Stabilität (…), das sichere Fundament deines Lebens (…), Kraft und Stärke (…) – spüre es (…).

Diese Erdverbundenheit gibt dir Halt und Stabilität (…), die jeder braucht. Du spürst dieses gesunde, starke Fundament in dir (…), um jede Last des Lebens tragen zu können.

Spüre die Stärke in dir (…), die Kraft, alles meistern zu können.

Energieboost erzeugen

Stell dir vor, wie du dich nun selbst draußen in der Natur sehen kannst (…), wie du durch eine grüne Wiese gehst (…). Die Sonne scheint (…), es ist angenehm warm (…). Du siehst vor dir einen wunderbaren Baum, der irgendwie interessant auf dich wirkt.

Stelle dir nun vor (…), du gehst auf diesen großen kraftvollen Baum zu. Du hast den Baum genau im Blick (…) und stehst jetzt direkt (…) vor diesem wunderbaren Baum.

Dabei spürst du bereits jetzt schon (…) diese kraftvolle Energie (…), die von dem Baum ausgeht.

Wenn du möchtest (…), kannst du jetzt mit deinen Händen die Baumrinde berühren. Du spürst die raue Oberfläche (…), atme ganz tief ein (…) und wieder aus (…) und nimm erst einmal wahr (…), wie sich das anfühlt.

Stelle dir jetzt gedanklich die Baumkrone vor (…), die so wundervoll groß ist (…). Ihre Form (…) ist deiner Vorstellung entsprechend. Der Stamm (…) ist mächtig (…), die Wurzeln (…) sind sehr weitläufig (…) und tiefreichend. Der Baum sieht gesund und kraftvoll aus.

Die Sonnenstrahlen durchleuchten den Baum jetzt immer mehr, beginnend bei der Baumkrone (…), den Stamm entlang bis hinunter an die Wurzeln.

Du spürst jetzt, wie der Baum dir Kraft, Ruhe und Stärke überträgt. Stell dir vor, du bist ein Teil dieses Baumes. Du lädst dich jetzt auf (…) mit diesen besonderen Energien. Immer mehr und mehr (…). Kraft, Ruhe und Stärke breiten sich in dir aus (…) und du kannst diese auch in dir speichern.

Du füllst also deine Reserven jetzt auf. Dein Körper (…) geht jetzt in einen optimalen Entspannungs- und Regenerationszustand.

Auch deine Seele und dein Geist können sich jetzt erholen (…) und neue Kraft und Energie tanken. Dein Speicher füllt sich jetzt (…) immer mehr und mehr.

Du siehst jetzt vor dir einen Regler (…) oder, wenn du möchtest, einen Schalter für deine eigene innere Energie (…). Er ist auf Minimum eingestellt.

Du kannst ihn jetzt in der Geschwindigkeit deiner Wahl auf Maximum stellen (…), genau in deinem Tempo. Dein Körper (…), deine Seele (…) und dein Geist nehmen so viel davon, wie sie eben brauchen (…), der Rest wird abgespeichert. Du hast jederzeit Zugriff darauf (…).

Es geht ganz leicht (…) und gelingt dir mit jedem Mal (…), wenn du deine Reserven auffüllen möchtest, immer leichter und immer schneller.

Diese Metapher verankert sich jetzt ganz fest in deinem Unterbewusstsein.

Immer dann, wenn du dich erschöpft (…), antriebslos (…), müde oder kraftlos fühlst, schließt du deine Augen (…), atmest tief ein und wieder aus. Du stellst dir dann diesen kraftvollen Baum vor (…), der dir ganz einfach starke positive Energie überträgt. Diese breitet sich dann jedes Mal in dir aus, wenn du deine Augen schließt (…), tief ein- und wieder ausatmest (…) und dir diesen kraftvollen Baum vorstellst.

Spüre jetzt diese kraftvolle, positive Energie (…) und nimm das Gefühl jetzt ganz intensiv in dir auf.

JETZT!

Dieses Gefühl wird jetzt immer stärker und stärker. Es gibt dir so viel Kraft, Ruhe und Stärke (…). Fühle es!

Ab jetzt wirst du dich wacher (…), fitter und vitaler denn je fühlen. Du spürst jetzt mit jedem neuen Tag, der kommt (…), dass du dich immer kraftvoller und stärker fühlst. Immer mehr und mehr breitet sich dieses Gefühl in dir aus.

Das Maximum an innerer Kraft und Energie hast du nun erreicht. Du bist durch und durch mit positiver Energie versorgt (…), du fühlst dich einfach großartig und stark. So wie ein gesunder, kraftvoller Baum.

Persönlichkeitsentwicklung

Mit sich ins Reine kommen

Wie es wohl wäre, wenn alles möglich erscheint (…)? Wie sieht es in deinem Inneren dann wohl aus?

Was wäre, wenn wirklich alle Möglichkeiten offen wären (…), es keine Grenzen gäbe (…), die deine Wünsche stoppen könnten (…) oder sie verhindern?

Wenn es niemanden gäbe, auf den du Rücksicht nehmen müsstest?

Stell dir vor, alles einfach tun zu können ohne Grenzen (…), einfach dem Herzen folgen zu können (…) – ein Leben, in dem alles (…), wirklich alles möglich ist.

Was sind deine wahren Wünsche, die in dir verborgen sind (…)?

Lasse es jetzt einmal zu, deine Möglichkeiten zu erkennen, und nimm die Gedanken an, die dabei entstehen (…) – einfach beobachten (…), ohne Wertung. Lass deine Gedanken auftauchen (…) wie Sterne, die am Nachthimmel zum Vorschein kommen.

Stell dir vor (…), du könntest all die Worte, die du hörst, in Farben, Bilder oder Gefühle umwandeln (…).

Lass dich darauf ein (…) – nimm einfach alle aufkommenden Gedanken wahr.

Was lässt dein Herz höherschlagen (…), für was brennst du (…), für was kannst du enorme Kraft entwickeln, um über deine derzeitigen Grenzen hinauszugehen?
All diese Dinge sind in dir (…). Du kannst dich darauf einlassen (…) und entdecken, was das Leben richtig lebenswert macht.

Schauen wir nun in dein Inneres (…), finden wir heraus, welche Dinge dein Herz höherschlagen lassen (…). Sieh es dir genau an.

Stell dir dazu nun einen See aus verschiedenen Farben in deinem Inneren vor (…) mit all den einzelnen Details, die wichtig sind (…).

Es ist dein Innerstes (…), das normalerweise verborgen erscheint.

Darin wohnen deine Persönlichkeit (…), deine individuellen Fähigkeiten und auch deine tiefsten Wünsche und Ziele.

Nimm jetzt einmal wahr, wie es aussieht (…), welche Farben besonders auffällig sind (…). Alles, was du wahrnimmst, ist wichtig.

Lass diese wunderschönen Farben (…) ganz tief in deinem Inneren wirken. Sie sind wie ein See aus bunten Farben (…), so strahlend (…), funkelnd (…), so beeindruckend.

Entdecke die Farben (…), staune und lass es geschehen, lass sie wachsen und immer deutlicher erkennbar für dich werden.

So wunderschön ist dein Inneres (…), so vielfältig und bunt. Ganz individuell und einzigartig ist dein innerer See aus Farben.

Du hast nun auch die Möglichkeit, alles freizugeben, was du selbst an dir ablehnst (…). Jetzt, wo du erlebt hast, wie einzigartig und wertvoll dein Inneres ist.

Lass jetzt zu, alles zu sehen (…), alles zu fühlen und zu erkennen, was du an dir ablehnst.

Vielleicht entstehen Bilder (…), Gefühle oder Gedanken, welche dir zeigen können, was du jetzt loslassen kannst.
Du kannst es jetzt einfach aus deinem Innersten herausfließen lassen (…). Es darf wieder leichter werden (…). Lass alle negativen Gefühle dir selbst gegenüber los (…). Alles Negative darf sich jetzt lösen (…).

Gib diese energiesaugenden Gefühle einfach auf (...), lass sie hinter dir und stell dir vor, wie diese Dinge einfach aus deinem Innersten herausfließen.

Sieh dich um (...), wie schön bunt es in dir ist (...), und mach dich vollkommen frei (...) – frei von all den schlechten Energien und Emotionen (...), die dir schaden.

Lass das Dunkle in dir weichen (...), all das, was dein eigenes Buntsein betrübt. All das, was dich aufhält und dir schadet (...), darf sich nun lösen und durch deine Füße abfließen.

Und genau diese negativen Gedanken und Emotionen, die gerade in dir aufsteigen (...) und an die du gerade denkst, kannst du jetzt herausfließen lassen (...).

Ganz genau kannst du diese Dinge wahrnehmen (...), kannst sehen oder fühlen (...), wie sie immer präsenter werden (...), nun kontinuierlich immer stärker werden.

Vielleicht werden dir auch gewisse Dinge bewusst, die davor noch nie in dein Bewusstsein gekommen sind, und können dadurch nun gelöst werden.

Lass dieses Dunkle schwächer werden, damit es in dir heller werden kann (...).

Alles Negative darf weichen, um Platz zu machen für (...) Erfolg, Glück und Erfüllung im Leben.

Immer mehr kannst du wahrnehmen (...), wie all das Dunkle (...), alle Schatten, die dir Angst, Kummer, Sorgen und Probleme machen (...), sich wandeln und transformiert werden (...), sich vielleicht verflüssigen und einfach aus deinem Körper hinausströmen (...).

Schau es dir an, wie es aussieht (...), die Form (...), die Farbe, und wie es beginnt, sich zu bewegen (...), sich zu lösen (...), und es dir ganz leichtfällt, diese Masse abfließen zu lassen (...), so lange, bis nichts mehr davon übrig ist.

Nun hast du dich vollkommen frei gemacht (…), dich befreit und du fühlst diese Leichtigkeit und Freiheit im ganzen Körper.

So vieles konnte sich lösen (…) und dadurch fühlst du dich nun viel freier und leichter (…). Es fühlt sich einfach wunderbar an. Denn du weißt ganz genau (…), dass du jetzt mit dir selbst im Reinen bist (…), dass du dich mit all deinen Farben jetzt annehmen kannst (…), und du spürst, wie einzigartig und wundervoll du bist.

Weiblichkeit erwecken

In diesem tiefen Entspannungszustand (…), in den du dir jetzt einzutauchen erlaubst, nimmst du dich ganz anders wahr als sonst (…), ein viel intensiveres Wahrnehmungsgefühl breitet sich jetzt in dir aus.

Du siehst dich (…)!

Nimm dich jetzt einmal ganz bewusst wahr. Das Fühlen fällt dir immer leichter (…), weil du es einfach zulässt.

Nimm dieses Gefühl für dich richtig wahr (…). Lass es ganz stark werden. Einfach nur spüren (…), tief entspannen (…) und sich diesem Gefühl völlig hingeben (…), dem Gefühl der Entspannung.

Während dein Gefühl zu dir selbst sich immer mehr vertieft (…), bei jedem Atemzug immer stärker wird (…), erwacht in dir ein völlig neues positives Bild von dir.

Du siehst dich in einem wunderschönen Kleid (…), welches deine Weiblichkeit so richtig stark zum Ausdruck bringt.

In diesem Kleid fühlst du dich einfach wohl (…), du bist wunderschön darin (…), bist selbstbewusst und stark (…) und das Gefühl der inneren Stärke vervielfacht sich jetzt (…).

Du siehst dich jetzt zum ersten Mal ganz anders, völlig weiblich (…) und sinnlich. Deine Bewegungen sind fließend (…), feminin.

Du strahlst über das ganze Gesicht (…), denn du bist glücklich mit dir selbst.

Deine Weiblichkeit kannst du jetzt immer stärker fühlen (…), etwas in dir verändert sich bereits. Du kannst diese Anziehung zu dir selbst immer intensiver wahrnehmen (…), lass sie ruhig noch stärker werden.

Du fühlst dich innerlich stark (…), völlig kraftvoll.

Diese innere Kraft lässt deine Weiblichkeit immer stärker werden.

Spüre, wie es knistert in dir (…). Du fühlst dich anziehend und kannst dich genau so annehmen, wie du bist.

Dieses feminine Gefühl (…), diese Weiblichkeit, kannst du jetzt immer mehr in dir spüren.

Lass sie jetzt ganz präsent werden (…), hol sie an die Oberfläche, damit du sie ganz intensiv spüren kannst (…), deine Weiblichkeit.

Deine Weiblichkeit kommt jetzt immer mehr und mehr zum Vorschein.

Diese weiblich-feminine Energie schwingt sich ganz tief in dein Innerstes ein. Lass sie jetzt ganz tief in dir schwingen.

Genieße einfach das Gefühl dabei.

Dieses Gefühl schwingt jetzt noch tiefer und tiefer hinein (…) bis in jede kleinste Zelle des Körpers.

Betrachte dich selbst, wie du dich jetzt gerade fühlst (…). Von innen heraus strahlst du so viel positive Energie aus, dein Gesicht ist so entspannt (…) anmutig, völlig feminin.

Herzlich-zärtlich (…) wirkt deine Ausstrahlung auf andere. Du bist liebevoll (…). Das sieht man in jeder Faser deines Körpers, in deinem Gesicht und an deiner Haltung.

Immer femininer sind deine Bewegungen, so fließend (…) zart.

Ein herzliches Lächeln ist in deinem Gesicht zu sehen (…), deine Augen funkeln so strahlend schön, dir geht es einfach gut.

Deine Sinnlichkeit ist überwältigend (…), so stark und tiefgründig.

Deine Sinnlichkeit macht es aus (…), sie zeigt deine emotionale weibliche Seite, diese Besonderheiten (…), deine Herzlichkeit, deine Zärtlichkeit und diese tiefe Sinnlichkeit.

Du bist warmherzig und liebevoll, du hast alles, was eine Frau in deinen Augen ausmacht (…), um richtig Frau sein zu können.

Du bist absolut sinnlich (…), hingebungsvoll und liebend.

Du strahlst aus, was du sein möchtest, und auch dein Verhalten und dein ganzes Wesen verraten, welch eine großartige Persönlichkeit in dir verborgen ist (…), und du betrachtest dich nun genauer (…).

Du bist eine wunderbare Frau (…), so feminin und anziehend, genau so, wie du sein möchtest.

Du strahlst eine positive, warmherzige Energie aus, die von innen heraus strahlt (…). Genau das können all die Menschen um dich herum nun deutlich wahrnehmen, von Tag zu Tag immer noch deutlicher.

Deine feminine Seite ist aktiviert und kommt immer mehr zum Vorschein, damit du ganz genau so Frau sein kannst, wie du es möchtest und wie es sich für dich richtig anfühlt.

So weiblich (…), völlig feminin.

Spüre diese Veränderung!

Immer mehr kannst du diese Anziehung (…), dieses Kribbeln in dir fühlen, welches jetzt schon eine positive Veränderung herbeiführt. Sinnlich (…), weiblich, das beschreibt es wohl am besten.

Deine Bewegungen und deine Haltung sind völlig feminin (…). Du bist ganz im Einklang mit deiner Weiblichkeit (…) und kannst sie sehr gut annehmen, wie sie ist. Deine Weiblichkeit gibt dir ein sehr gutes Gefühl.

Frau zu sein gelingt dir mit Leichtigkeit. Diese positive Veränderung ist nun auch außen deutlich zu erkennen.

Ganz genau erkennt man es (…) besonders in deinem Gesicht und auch in deinen Bewegungen. Deine Hingabe kann man spüren, denn du fühlst die Weiblichkeit viel intensiver. Sie ist voller Wärme und Hingabe (…), einfach sinnlich.

Sage dir selbst jetzt diesen Satz gedanklich eine Minute lang vor und spüre, wie sich dieser Satz ganz tief in deinem Unterbewusstsein verankert.

Ich bin wunderschön!

Deine Weiblichkeit, so feminin und sinnlich (...), wird immer stärker und tiefer in dir wirken. Von deinem Unterbewusstsein werden alle weiblichen und kraftvollen Energien jetzt vollkommen aufgesaugt (...) wie von einem Schwamm (...) und tief in deinem Inneren abgespeichert. Sie sitzen jetzt tief und fest in deinem Inneren.

Du bist zärtlich und kraftvoll zugleich (...). Deine Bewegungen sind sinnlich, fließend verführerisch (...), absolut feminin.

Deine weibliche Seite darf nun voll und ganz zum Vorschein kommen und wird von Tag zu Tag immer stärker und stärker.

Das verändert einfach alles (...), denn du fühlst dich viel stärker und spürst das Gefühl (...), Frau zu sein, wieder deutlicher.

Frau sein (...), innerlich stark sein (...), so warmherzig und liebevoll (...), ganz voller Zärtlichkeit, mit einer anziehenden Ausstrahlung – das ist es, was jetzt in dir voll und ganz zum Vorschein kommt.

Deine weibliche Seite ist bezaubernd (...). Sie hat ihren besonderen Reiz und ist einzigartig, so wie du (...). Dies bemerkst du auch immer mehr.

Du bist ganz bezaubernd, warmherzig, liebevoll (...), vollkommen sinnlich.

Deine Gedanken nehmen deine neu gewonnene Weiblichkeit immer mehr an. Und dein Unterbewusstsein führt es aus (...): weiblich sein (...), so feminin und stark zur gleichen Zeit (...), so einfühlsam und liebevoll (...), ganz zärtlich mit einer liebevollen Ausstrahlung (...). Das alles ist es, was du bist, und alles, was du dir wünschst, um in deinen Augen die Frau sein zu können, die du gerne bist.

Nimm dieses wunderbare Gefühl jetzt noch ein wenig in dich auf und verweile weiterhin in dieser neuen Geisteshaltung.

Nestwärme schenken und Urvertrauen wiedergewinnen

Wir reisen nun an einen sicheren Ort (…). Hier bist du absolut erwünscht und gewollt.

Es ist eine Reise, bei der du dich vollkommen wohlfühlen kannst.

Du spürst, wie sich angenehme Gefühle in dir ausbreiten: Wärme (…), Geborgenheit (…), Nestwärme (…), Liebe (…), Sicherheit und Schutz.

Du bist hier im geschützten Raum (…), umgeben von Liebe und Geborgenheit.

Alles um dich herum signalisiert dir (…) Wohlbefinden und Geborgenheit.

Hier an diesem sicheren Ort, wo du sein kannst, wie du bist (…), fühlst du dich in absoluter Sicherheit.

So wie damals im Mutterleib (…). Spüre, wie du gut versorgt wurdest und die Liebe deiner Mutter ganz deutlich gespürt hast. Stell dir vor, wie alles um dich herum einfach gemütlich und ganz angenehm weich ist (…).

Ganz anschmiegsam kuschelst du dich ein (…), es fühlt sich an, wie in Watte gepackt zu sein (…), so gut fühlt es sich an (…), irgendwie ganz vertraut und doch ganz fremd.

Du spürst ein sehr tiefgehendes Gefühl der Nestwärme (…), die dich von innen heraus wärmt (…), dich schützt und dir ein Gefühl der absoluten Sicherheit schenkt.

Hier an diesem liebenden Ort (…) fühlst du dich einfach wohl (…), wohl und sicher. Du spürst hier ganz deutlich, dass du willkommen bist (…), gewollt und geliebt wirst.

In deinem Inneren spürst du diese Wärme und diese tiefgehende Geborgenheit (…). Du kannst das Gefühl, umsorgt zu werden (…) und geliebt zu werden, immer mehr genießen.

Es fühlt sich angenehm warm an (...), du bist beschützt und spürst immer deutlicher diese Nestwärme. Du fühlst dich hier absolut geliebt und gewollt (...), bist hier am richtigen Ort – genau da willst du sein.

In diesem Nest aus Liebe, wo dein Zuhause ist (...), bist du genau richtig, genau hier an diesem einzigartigen Ort ist dein inneres Zuhause (...).

Dieser Augenblick, der Moment, macht es so besonders. Denn du spürst diese Nestwärme (...), die Liebe und Geborgenheit nun von Sekunde zu Sekunde immer intensiver.

Hier findest du ganz zu dir (...), bist dir selbst ganz nah. Du kannst richtig spüren, wie du dir selbst immer näherkommst. Denn diese tiefgehende Wärme, die dich mit Liebe versorgt, kannst du immer intensiver wahrnehmen. Wärme (...), Liebe (...), Geborgenheit (...).

Dieses wärmende, weiche Nest, in dem du dich befindest (...), fühlt sich so gemütlich und sanft an und versorgt dich mit reiner Liebe und Geborgenheit (...).

Genieße es, denn du kannst es immer deutlicher spüren und zulassen (...).

Du genießt diese besondere Zeit (...). Denn du merkst, dass du näher zu dir findest und auch immer mehr deine Gefühle zulassen und spüren kannst (...).

Du lässt den Fluss der Gefühle nun wieder frei fließen.

Stell dir nun bildlich vor, wie der Fluss wieder frei fließen kann (...) und dich mit allem versorgen darf, was du brauchst (...), um dich rundum wohlzufühlen.

Wie sanfte Wellen (...) schwingt es durch deinen ganzen Körper, bis ganz tief in dein Inneres (...). Nimm nun wahr, wie diese angenehme Welle der Gefühle deinen ganzen Körper durchströmt (...), dich versorgt und dich mit all dem erfüllt, was du brauchst (...). Genau das darf sich jetzt ganz tief in dir verankern.

Dieses wohltuende Gefühl in dir (…), so gemütlich und sanft (…), versorgt dich voll und ganz mit Geborgenheit und Liebe (…), schwingt nun immer tiefer hinein in dein Inneres (…).

Lass es jetzt ganz tief in dir wirken. Und es vertieft sich noch weiter (…), noch tiefer hinein in dein Innerstes.

Du wirst vollkommen mit Liebe und Geborgenheit versorgt (…). Du brauchst es einfach nur tiefer gehen zu lassen, denn es wirkt bereits ganz tief in deinem Inneren.

Diese Nestwärme, die du hier spürst (…), wahrnimmst und in dich aufnimmst, ist einfach traumhaft (…). Du spürst die Liebe (…), die Vertrautheit (…) und die Geborgenheit ganz deutlich (…), so intensiv.

Diese Worte werden von deinen Gedanken aufgenommen und von deinem Unterbewusstsein tief abgespeichert und ausgeführt. All diese wunderbaren Gefühle vertiefen sich jetzt in deinem Innersten (…).

Du spürst ab sofort diese innere Verbundenheit (…), diese bedingungslose Liebe immer intensiver.

Sinne wahrnehmen

Der Mensch ist mit fünf Sinnen gesegnet (…), jeder einzelne so besonders und wertvoll.

Alles, was wir wahrnehmen (…), verbinden wir auf einer bewussten oder unbewussten Ebene mit einem Gefühl. Ob Hören, Sehen, Schmecken, Riechen oder Fühlen: Alles wird verbunden mit einem Gefühl (…), das tief in uns wunderbare Emotionen auslöst.

Diese Gefühle und Emotionen werden später zu wunderbaren Erinnerungen (…) tief in dir abgespeichert und verwurzelt.

Durch den Alltag (…), den Job oder sonstige Verbindlichkeiten kann es sein (…), dass deine Sinne etwas in Vergessenheit geraten und abstumpfen. Heute werden deine Sinne wieder richtig geschärft

(…) und intensiver spürbar werden. Deine Sinne werden dir jetzt einfach wieder wichtig werden.

Wenn du dich darauf einlässt, deine Sinne zu spüren (…), und wahrnimmst, was sie in uns bewirken (…), kann das deine Zukunft positiv verändern. Es kann die Würze des Lebens zurückbringen. Trau dich, es zu spüren und zuzulassen (…), dass es intensiver werden kann.

Nimm jetzt einmal deine Sinne wahr (…): Hören (…), Sehen (…), Schmecken (…), Riechen (…) und Fühlen.

Unsere Sinne sind so besonders für uns (…). Schenke ihnen ganz bewusst deine Aufmerksamkeit und spüre ihre Wichtigkeit. Durch unsere Sinne können so wunderbare Gefühle hervorgerufen werden. Alles, was zu tun ist, ist, sich darum zu kümmern und den Sinnen die Aufmerksamkeit zu schenken, die sie brauchen (…), um das Leben so besonders zu machen.

Lass es intensiver werden und genieße es.

Sinnlich (…), gefühlvoll (…), tauche einfach ein (…) und nimm alle Sinne wahr, die nun aktiviert werden. Öffne nach und nach alle Sinne (…), um diese Geschenke des Lebens voll und ganz auskosten zu können.

Lenke deine Aufmerksamkeit nun auf das Hören (…). Was genießt du am meisten am Hören? Vielleicht sind es die wunderbaren Klänge deiner Lieblingsmusik (…). Oder du wirst durch Geräusche erinnert an ein besonderes Event (…) in deiner Vergangenheit. Etwas, das jetzt noch Freude in dir auslöst, wenn du daran denkst. Vielleicht liebst du am Hören am meisten die wunderbare Stimme einer dir lieben Person (…) und genießt jedes liebevolle Wort dieser Person (…), die dich antreibt (…), dir Kraft und Mut verleiht, um weitermachen zu können, wenn du mal nicht weiterweißt.

Nimm dir etwas Zeit für diese wundervolle Art der Sinneswahrnehmung (…) und finde heraus, was das Hören so besonders für dich macht. Was macht dich am glücklichsten? Was hörst du am liebsten?

Wende dich nun dem Sehen zu (…). Sehen zu können hat uns schon sehr viele schöne Erfahrungen bereitet und wunderbare Erinnerungen hinterlassen (…), die auch nach langer Zeit noch bestens in Erinnerung geblieben sind.

Egal ob Menschen (…), Orte (…), Sehenswürdigkeiten (…) oder Dinge (…), die du liebst (…). Dies zu sehen, ist ein Geschenk. Welche schönen Bilder erwecken in dir Glück und Freude? Verweile für einen Moment darin (…).

Finde diese inneren Bilder wieder und schau sie dir genau an – Bilder (…), die tief in deinem Inneren gespeichert wurden und dir jetzt ein positives Gefühl schenken können. Stell dir vor, wie du durch deinen eigenen inneren Fotoapparat blickst (…). Genieße all die schönen Momente vor deinem geistigen Auge.

Was genießt du am meisten am Schmecken? (…). Nimm wahr (…), wohin deine Gedanken dich führen (…), wenn du an das Wort Schmecken denkst.

Alles Positive (…), was du damit in Verbindung bringst (…), kannst du jetzt aus deinem Unterbewusstsein ganz einfach aufsteigen lassen. Öffne dich dafür (…) und lass zu, was kommt. Vielleicht hast du einen ganz besonderen Lieblingsgeschmack (…), etwas, was dich an ein schönes Erlebnis in deiner Vergangenheit erinnert.

Versuche, einen für dich schönen Geschmack einmal in dir aufsteigen zu lassen. Nimm das Gefühl, das du währenddessen hast, wahr (…) und genieße es.

Auch das Riechen macht das Leben so besonders (…). Lass dich darauf ein und finde heraus, was dich besonders mit dem Riechen verbindet. Welche Erinnerung aus deiner Vergangenheit verbindest du mit einem ganz bestimmten Geruch? Was davon erweckt sofort ein positives Gefühl in dir?

Nimm dir ruhig etwas Zeit dafür (…). Vielleicht kannst du einen Geruch jetzt sogar in dir aufsteigen lassen.

Der gefühlvollste Sinn ist wohl das Fühlen (…), das sich manchmal wie eine Achterbahnfahrt anfühlen kann. Nimm wahr, welcher der schönste und kraftvollste Gedanke ist (…), den du damit verbindest. Lass dich darauf ein (…) und öffne dich vollkommen für das Fühlen.

Sinnlich, gefühlvoll (…) – einfach spüren (…). Lass das frei, was in dir vorhanden ist – die Gefühle fließen lassen (…), spüren und wahrnehmen.

All deine Sinne sind nun von dir wahrgenommen worden (…) und haben die Aufmerksamkeit von dir bekommen, die sie brauchen (…), um wieder aktiv zu sein. Alle Sinne sind jetzt geöffnet (…) und somit zugänglich für dich und die Menschen (…), mit denen du sie teilen möchtest. Sie sind so gestärkt und gekräftigt worden (…), dass es dein Leben absolut positiv verändert.

Du kannst dich und deinen Körper und alles, was in dir vor sich geht, nun viel besser wahrnehmen (…), verstehen und steuern.

Von Tag zu Tag und von Woche zu Woche (…) werden sich deine Sinne noch mehr schärfen. Sie werden jetzt immer stärker werden und dein gesamtes Leben positiv beeinflussen.

Du kannst alle diese Sinne besser wahrnehmen (…), sie mehr schätzen und sie für dein Leben sinnvoll nutzen. Ab sofort kannst du besser fühlen (…), was dir guttut. Du kannst deinen Körper einfacher wahrnehmen und viele Dinge werden dir auffallen, die du noch nie bemerkt hast. Du siehst die Kleinigkeiten, die in dir Glück auslösen.

Du siehst Dinge (…), die dir bisher verborgen erschienen, und dir gelingt es, gut hinzuhören (…). Auch ohne dass es Worte benötigt (…), wirst du einfach verständnisvoll und aufmerksam sein.

Auch angenehme und gute Gerüche nimmst du intensiver wahr.

Du schmeckst alles intensiver und genießt dein Leben in vollen Zügen (…). Denn all deine Sinne sind dir zu jeder Zeit zugänglich und deutlich spürbar. Wie die Würze, die in dein Leben zurückgekehrt ist. All das, was das Leben so intensiv und aufregend macht (…), ist jetzt frei zugänglich.

Genieße noch ein wenig dieses intensive, spezielle Gefühl (…), sodass es sich ganz tief in dir verankern kann. Währenddessen prägen sich all diese wunderbaren Bilder und Gefühle ganz tief in dein Unterbewusstsein ein (…) und verankern sich dort ganz fest.

Erfolg

Geld ins Leben fließen lassen

Stell dir nun vor, wie du vor einer großen Tür stehst (…). Auf dieser wunderbaren Tür steht dein Name (…) und du gehst jetzt immer weiter und weiter auf diese wunderbare Tür zu (…). Mit jedem Schritt, den du auf diese Tür zugehst (…), spürst du immer mehr die innere Anziehung (…), die von dieser Tür mit deinem Namen ausgeht.

Du bist nun ganz nahe an dieser Tür und du öffnest sie jetzt.

Hinter dieser Tür befindet sich nun (…) der wunderbarste Raum, den du jemals gesehen hast. Einfach alles in diesem Raum ist absolut perfekt. Du schaust dich einmal um (…) in deinem persönlichen Raum des Glücks. Du schaust dir die Wände an und auch den Boden (…). Vielleicht entdeckst du einen Tisch oder ein Sofa (…), vielleicht auch Bilder an der Wand oder einen Teppich. Schau dich um in deinem persönlichen Wohlfühlraum.

Mit jeder Sekunde in diesem Raum fühlst du dich immer glücklicher. Du spürst, wie du immer mehr und mehr du selbst sein kannst (…) – so, als hättest du alles Negative und alles, was dich belastet hatte, (…) einfach vor der Tür zu deinem Wohlfühlraum abgestreift.

Nun entscheidest du dich (…), in diesem Raum eine Pause zu machen.

Vielleicht setzt du dich auf das bequeme Sofa (…) oder auf einen Sessel (…), und du nimmst einen tiefen Atemzug und spürst, wie alles, was du nicht mehr benötigst, von dir wegströmt (…), wie du in diesem Raum ganz du selbst sein kannst.

Du spürst dieses einzigartige Geschöpf, das du bist (…).

Dein Unterbewusstsein macht sich jetzt bereit, die folgenden Suggestionen ganz tief in dir einzuprägen (…), und es macht sich bereit, endlich all die Ziele zu erreichen (…), die du erreichen möchtest.

Du fühlst jetzt ganz tief in dir, dass deine Beziehung zu Geld gestört ist (…) und dass du jetzt bereit bist (…), diesen negativen Gedanken zu lösen.

Spür in deinem Inneren, welche negativen Glaubenssätze du in Bezug auf Geld hast. Vielleicht hast du schon einmal schlecht über Geld gesprochen (…) oder dir selbst zu oft gesagt, dass Geld keinen Platz in deinem Leben hat.

Nun machen sich dein Unterbewusstsein und du bereit (…), diese falschen Einstellungen ein für alle Mal zu lösen.

Stell dir vor (…), wie du nun in dir drinnen die Entscheidung triffst (…), alles loszulassen, was dich bisher daran gehindert hat, Geld ungehemmt in dein Leben fließen zu lassen (…).

Vor dir siehst du jetzt einen Kamin in diesem wunderbaren Raum (…). Als du diesen Kamin genauer betrachtest, fällt dir auf (…), dass es ein ganz besonderer Kamin ist. Denn die Flamme in diesem Kamin ist violett (…), das stärkste energetische Feuer (…). Das Feuer mit der violetten Flamme wurde in diesem Kamin jetzt für dich entfacht.

Du kannst dir jetzt vorstellen, wie du zusiehst, wie alle negativen Glaubenssätze (…) in Bezug auf Geld und Reichtum (…) und alles, was dich bis heute daran gehindert hat (…), Reichtum endlich in dein Leben fließen zu lassen (…), jetzt aus deinem Körper und aus deinem

Geist herausströmen. Wie all diese Dinge jetzt in das Feuer mit der violetten Flamme fließen, beobachtest du.

Stell dir vor (…), wie jeder negative Gedanke in Bezug auf Geld (…), den du jemals hattest (…), jetzt in dieses Feuer strömt. Auch alles, was dich daran gehindert hat (…), Geld und Reichtum endlich in dein Leben zu lassen (…) fließt jetzt in dieses Feuer.

Spür einmal tief in dir (…), wie gut es sich anfühlt, diese Blockaden (…), negativen Gedanken und Energien endlich hinter dir zu lassen. Wie gut es sich anfühlt zu wissen, dass du dich jetzt bereit machst, alles hinter dir zu lassen (…), was dich bisher daran gehindert hat (…), Reichtum in dein Leben fließen zu lassen.

Lass all diese negativen Dinge (…), diese Blockaden (…), tiefen Ängste (…) in Bezug auf Geld und Reichtum (…) nun in dieses Feuer fließen.

Lass dir dafür Zeit. Spüre, wie erleichternd es sich anfühlt (…), wie wunderbar frei.

Und nun spürst du, wie dein Geist so befreit ist wie schon lange nicht mehr (…). Du bist jetzt bereit, diese freien Stellen in deinem Geist aufzufüllen (…) mit den Gedanken (…), die dir helfen werden, dein Leben im Überfluss zu leben.

Folgende Gedanken strömen jetzt durch deinen Kopf und verwurzeln sich.

Ich liebe Geld (…).

Reichtum und Geld strömen im Übermaß in mein Leben (…).

Geld fließt ganz leicht in mein Leben (…).

Geld ist gut für mich (…) und ich freue mich, wenn Geld zu mir strömt (…).

Ich ziehe Geld auf natürliche Art und Weise an (…).

Wie Geld von einem Magneten angezogen wird, fühlt sich Reichtum jeglicher Art von mir angezogen.

Mir ist klar, dass Geld wichtig ist (...), um ein gutes und sorgenfreies Leben zu führen (...).

Durch Geld leiste ich mir den Wohlstand, den ich mir wünsche und den ich verdiene (...).

Geld zu besitzen, ist gut für mich und ich liebe es, Geld zu besitzen und auch Geld fließen zu lassen.

Ich bin dankbar für meinen Reichtum.

Ich begrüße unbegrenzten Reichtum und akzeptiere, dass ich diesen Reichtum besitze.

Ich habe viel Geld (...) und lebe in Fülle und Reichtum.

Ich bin dazu bestimmt, reich zu sein (...), meinen Reichtum zu teilen und es zu spenden.

Ich bin sicher, dass ich Reichtum und Wohlstand zu Recht erlangt habe (...), und ich liebe meinen Wohlstand.

Ich liebe den Reichtum, der mir naturgemäß zusteht.

Alles, was ich je gegeben habe (...), kommt in Form von Reichtum und Geld zu mir zurück.

Reichtum jeglicher Art fühlt sich von mir angezogen (...).

Ich bin ein Geldmagnet (...).

Alles, was ich anfasse, wird zu Geld (...). Denn ich bin erfolgreich in allem, was ich tue.

Ich spüre, dass ich geboren wurde (...), um reich und wohlhabend zu sein.

All diese wunderbaren Sätze prägen sich ganz tief in deinem Unterbewusstsein ein (...) und du spürst, dass du bereit bist (...), nun danach zu leben und Reichtum jeglicher Art in dein Leben strömen zu lassen.

Du befindest dich noch immer in diesem wunderbaren Raum und fühlst dich von Sekunde zu Sekunde immer wohler und wohler.

Während du dich umblickst, siehst du nun vor dir einen großen Bildschirm. Vielleicht einen Bildschirm, der der Größe einer Kinolein-

wand ähnelt. Dieser Bildschirm zeigt dir nun (…), wie Reichtum und Geld ab sofort in dein Leben strömen. Du kannst dort nun sehen, wie du in ein paar Monaten in deine Bank gehst (…). Du siehst, wie du einen Blick auf dein Konto wirfst (…) und dabei fast vor Freude zu weinen beginnst.

Du betrachtest deinen Kontostand (…) und du bist so glücklich. 1.000.000€ (…)! Genau so viel Geld (…), wie du immer besitzen wolltest.

Du weißt, dass es ganz leicht war (…), dieses Geld in dein Leben fließen zu lassen. Es war nur wichtig zu akzeptieren, dass du es wert bist (…), Reichtum in dein Leben zu lassen. Und schon fühlten sich Geld und Reichtum von dir angezogen.

Schau nun weiter auf diese Leinwand (…). Sieh dir an, wie immer mehr Geld und immer mehr Reichtum in dein Leben strömen, wie du von Tag zu Tag (…) immer mehr Geld in dein Leben ziehst (…) und wie du immer mehr und mehr du selbst sein kannst.

Schau dir auf dieser Leinwand an, was du mit all diesem Reichtum erreichen kannst (…), welche Ziele du hast (…) und wie du diese Dinge erreichst.

Spür, wie gut es sich anfühlt, endlich bereit zu sein (…), Geld im Überfluss in dein Leben strömen zu lassen.

Zum Abschluss sag noch einmal zu dir selbst (…): „Ich bin ein Geldmagnet. Reichtum jeglicher Art fühlt sich von mir angezogen (…). Ich liebe Geld und das Geld liebt mich."

Und nun lass diese wunderbaren Gefühle etwas wirken (…) und lass sich dieses Bild von dir und deinem Reichtum ganz tief in deinem Geist einprägen.

Mach dich bereit, endlich das Leben zu führen, das du dir wünschst.

Den Weg zum Erfolg finden

Stell dir jetzt vor, es ist ein sonnig warmer Tag (…), du bist draußen in der Natur und kannst diese wunderbare Natur hier immer intensiver wahrnehmen.

Ein angenehmer Windhauch berührt ganz sanft deine Haut (…) und du spürst, wie die Sonnenstrahlen ganz leicht deinen Körper kitzeln.

Die Gerüche (…), die Geräusche (…) und die Umgebung hier geben dir ein vertrautes Gefühl.

Tief in dir drinnen hast du diese Entscheidung getroffen (…). Du hast dich auf den Weg gemacht (…), um von nun an den Erfolg anzunehmen und ihn in dein Leben zu lassen.

Du kannst den Erfolg für dich nutzen (…), denn du gehst von nun an den Weg des Erfolgs.

Stell dir vor (…), wie du jetzt an diesem wunderbaren Park angekommen bist (…). Du gehst jetzt diesen Weg des Erfolgs. Dieser Weg fühlt sich etwas anders an, als du es gewohnt bist (…) – positiv anders. Es ist die Veränderung, die du wahrnimmst.

Erst mal gehst du nun in diesem wunderschönen Park ein paar Schritte. Du nimmst alles rundherum wahr und siehst ein ganz deutliches Bild vor dir (…): wundervolle große Hängeweiden, einen breiten Kiesweg und ein paar Bänke entlang der endlos scheinenden Allee.

Es ist dein Weg des Erfolgs (…) und irgendwie spürst du tief in deinem Inneren (…), dass sich schon sehr bald (…) dein Zugang zum Erfolg (…) ganz deutlich zum Positiven verändern wird.

Dieser Weg ist sehr lang und schön zu gehen (…). Du spürst die warme Sonne, die dich auf deinem Weg begleitet (…), dich wärmt und dir ein gutes Gefühl übermittelt.

Die Allee scheint endlos lang zu sein (…). Du hast dieses tiefe innere Vertrauen und die nötige Motivation, diesen Weg jetzt zu gehen

(…), und je weiter du kommst (…), desto mehr fühlst du Stolz und Zufriedenheit tief in dir.

Voller Freude gehst du durch die Allee (…). Du bist gut gelaunt und voller Kraft und Tatendrang.

Du gehst immer weiter (…) und schon bald bemerkst du, wie Steine deinen Weg blockieren (…). Du siehst, dass du nicht ausweichen kannst. Die den Weg versperrenden Steine sind gerade so schwer, dass du sie mit ein wenig Kraftaufwand zur Seite rollen kannst (…), um deinen Weg freizuräumen.

Du überwindest dich jetzt endgültig dazu (…), all diese Steine (…) und die Hindernisse auf deinem Weg zu beseitigen (…). Dabei spürst du, wie sich sämtliche Blockaden und Hindernisse (…), die sich in dir aufgebaut haben (…), zu lösen beginnen (…). Allmählich lösen sich sämtliche Blockaden und Hindernisse auf (…).

Fühle, wie all diese Blockaden immer kleiner und unwichtiger werden (…), wie diese Blockaden und negativen Glaubenssätze jetzt aus dem Weg geräumt werden (…) und endlich völlig losgelassen werden.

Ein unglaublich positives Gefühl der Erleichterung (…) durchströmt dabei deinen Körper. Du spürst, wie so viele Blockaden (…), Hindernisse und negative Muster sich jetzt mehr und mehr lösen.
Genieße diese Befreiung.

Die den Weg blockierenden Steine stellen all die negativen Glaubenssätze dar (…), die deinen Erfolg bis heute verhindert haben. Du bemerkst es jetzt immer deutlicher (…). Denn der Weg wird frei für dich gemacht (…), negative Glaubenssätze lösen sich mehr und mehr (…) und machen den Weg frei.

Nun ist der Weg wieder frei und du gehst weiter (…). Mit mehr Elan (…) und völlig gestärkt geht es weiter.

Weiter den Weg entlang (…) durch diese wunderschöne Allee (…) fallen dir immer mehr die kleinen, aber schönen Dinge des Lebens auf (...), die dir auf deinem Weg begegnen. Dein Blickwinkel verändert sich bereits (...). Denn du erkennst immer mehr die schönen Dinge (...), auf die du ab sofort (...) deine Aufmerksamkeit lenkst.

Du darfst all die schönen Dinge behalten, die dir begegnen. Also sammle sie ein und nimm sie mit (...). Sie symbolisieren die Geschenke des Lebens, die überall auf deinem Weg zu finden sind (...). Du musst sie nur erkennen (...). Dann können sie dein Leben deutlich verschönern.

Ab sofort fallen dir all die Geschenke des Lebens auf (...). Du weißt ihren Wert jetzt zu schätzen (...) und nimmst sie gerne in Dankbarkeit an (...) und gehst weiter auf deinem Weg.

Mit jedem Schritt auf deinem neuen Weg (...) spürst du diese Erleichterung und Freude in dir. Mit immer mehr Kraft und Freude geht dein Weg endlos immer weiter (...).

Du genießt es und bist voller Erleichterung darüber (...), dass du bereits einige Hürden gemeistert hast. Du freust dich besonders darauf (...), den weiteren Weg völlig mühelos weitergehen zu können (...). Denn die inneren Blockaden (...), die deinen Erfolg behindert haben (...), liegen nun schon weit hinter dir.

Du spürst, dass du dir jetzt erlauben kannst (...), Erfolg in dein Leben fließen zu lassen (...), und du kannst dieses Gefühl mit jedem Atemzug immer deutlicher spüren (...), immer tiefer in dir verankern.

In der Ferne ist jetzt ein großer Ast zu erkennen (...), der deinen Weg versperrt (...). Du kommst näher, und ohne zu zögern (...), schnappst du diesen großen, wuchtigen Ast und räumst ihn zur Seite. Mit etwas Anstrengung gelingt es dir auch.

Es waren die letzten Zweifel, die noch tief in dir verborgen waren (...), die du mit diesem Ast hinter dir lassen konntest (...), die letzten Zweifel an dir selbst (...), die endgültig hinter dir liegen.

Du bist wieder ein Stück weitergekommen (...) auf deinem persönlichen Weg des Erfolges.

Es ist ein sehr schöner und spannender Weg (…) voller Überraschungen, den du gehst. Er ist voller Möglichkeiten und Chancen (…), den Erfolg im großen Umfang in dein Leben fließen zu lassen (…). Denn du wurdest geboren, um all deine Ziele zu erreichen.

Du bist der Schöpfer deines eigenen Universums. Und du spürst jetzt diese Kraft in dir deutlicher als je zuvor (…) – diese Kraft, die dich dabei unterstützt, dein Leben genau so zu leben (…), wie du es dir wünschst.

Voller Entschlossenheit und Zuversicht gehst du wieder weiter (…), Schritt für Schritt (…), spürst nun wieder deutlicher die wärmenden Sonnenstrahlen (…) auf deiner Haut.

Dieses Wohlbefinden erleichtert dir deinen Weg und du merkst immer deutlicher (…), dass sich etwas in dir zum Positiven verändert hat.

Du hast einen völlig neuen Zugang zum Erfolg (…). Voller positiver Gedanken geht sich dein Weg einfach leichter (…). Du gehst immer weiter vorwärts (…), genießt diese gute Zeit. Die Allee ist endlos lang (…), es ist ein wunderbares Gefühl, diesen Weg des Erfolgs zu gehen (…) und zu spüren, dass du alles erreichen kannst, was du dir wünschst.

Du weißt jetzt (…), dass immer wieder Dinge deinen Weg blockieren können (…). Sie sind dazu da, um auf verschiedene negative Gedanken aufmerksam zu machen. Doch all diese Dinge helfen dir ab sofort dabei (…), noch deutlicher zu erkennen (…), dass du geboren wurdest, um erfolgreich zu sein.

Du hast den Sinn dahinter erkannt und verstanden (…), gehst weiter (…) und lässt dich nicht aufhalten (…). Denn dein Weg ist dir so vertraut und du spürst, dass du hier richtig bist.

Du bleibst dir treu und vertraust auf deine Gefühle, die dir deinen Weg weisen.

Immer wieder sammelst du die schönen Dinge auf deinem Weg ein (…), die deinen Weg erhellen und dir Freude machen (…). Denn sie machen das Leben zu etwas ganz Besonderem.

Völlig zuversichtlich, im absoluten Vertrauen gehst du ab sofort deinen Weg (…), der voll von Erfahrungen (…), positiven Ereignissen, aber auch (…) voller Abenteuer und Spaß ist. Immer mehr nimmst du die schönen Dinge im Leben wahr (…). Es fällt dir immer leichter, Stolpersteine, die den Weg versperren, zu beseitigen.

Und zum Abschluss auf deiner heutigen Reise (…) kannst du jetzt tief in dir drinnen dieses Gefühl noch einmal wahrnehmen (…) – dieses Gefühl, endlich bereit dafür zu sein (…), ein erfolgreiches Leben zu führen. Mit diesem wunderbaren Gefühl in dir kannst du jetzt für eine Minute ganz du selbst sein und spüren (…), dass du allen Hindernissen des Lebens ab sofort völlig gewachsen bist.

Spür, wie gut es sich anfühlt zu wissen (…), dass du alles erreichen kannst. (Ab hier eine Minute Zeit geben und nur Musik aufnehmen.)

Motivationsboost erschaffen

Du liegst heute hier, weil du tief in deinem Inneren spürst, dass du zu wenig Motivation hast (…), um all den Herausforderungen des Lebens gewachsen zu sein (…), um dich weiterzuentwickeln (…), um neue Wege zu gehen.

Dir fällt es im Moment sehr schwer, dich zu fokussieren.

Der richtige Schwung fehlt (…), um eine ganz bestimmte neue Herausforderung voranzutreiben. Vielleicht ist es aber auch nur so, dass du im Allgemeinen spürst (…), dass in dir Motivation für deinen Alltag fehlt.

Wie du richtig erkannt hast (…), ist diese fehlende Motivation zu einem Problem für dich geworden. Nun kann auch der Teil in dir erkennen (…), dass dies zu einem Problem wurde (…), der dir dabei helfen kann, dieses Problem zu lösen.

Dein Unterbewusstsein wird alles daransetzen, diese Sache für dich zu lösen.

Dein Unterbewusstsein möchte nur das Beste für dich (...). Du kannst deinem Unterbewusstsein völlig vertrauen, denn dein Unterbewusstsein möchte zu jedem Zeitpunkt immer das Beste für dich.

Dein Fokus richtet sich nun nach innen (...) und du beginnst, in deinen Körper einzutauchen.

Stell es dir vor deinem geistigen Auge vor (...), wie du in deinen Körper eintauchst.

Auf der Reise durch deinen Körper wirst du wieder mehr Motivation, Erfolg und Energie erhalten. Mit jeder Sekunde und mit jedem Atemzug spürst du (...), wie das Gefühl der Motivation in dir jetzt immer mehr und mehr steigt (...), immer stärker wird.

Atme jetzt dreimal ganz tief ein und wieder aus (...). Ganz ruhig und gleichmäßig atmest du ein und wieder aus.

Mit jedem Mal (...), wenn du ausatmest, fallen immer mehr Frust, Anspannung und all die negativen Emotionen (...), die deine Motivation gehemmt haben, von dir ab. Mit jedem Ausatmen immer mehr und mehr (...) – so lange, bis all die negativen Emotionen vollständig verschwunden sind (...).

Sie lösen sich auf in nichts.

Spüre, wie alles, was deine Motivation gedämpft hat, jetzt immer weniger und weniger wird (...), wie es sich völlig auflöst. Alles, was dir Motivation geraubt hat (...), wird jetzt völlig unwichtig.

Dadurch kannst du ab sofort deine Energie wieder für Positives nutzen.

Nimm dir Zeit, um all die negativen Emotionen vollständig verschwinden zu lassen (...). Spüre, wie gut es sich anfühlt, befreit zu werden (...) von all den Dingen, die dich daran hindern (...), deine innere Motivation zu spüren.

Dein Unterbewusstsein wird dich dabei unterstützen (…) und vielleicht entstehen Bilder oder Gefühle, die dir dein Unterbewusstsein übermitteln möchte (…), um deine Motivationsprobleme zu lösen.

Ganz egal, ob du es wahrnimmst oder nicht (…), tief in dir drinnen beginnt gerade diese unglaubliche Veränderung. Ein Impuls in dir arbeitet bereits an dieser Sache für dich (…), und zwar so lange, bis das Problem vollständig verschwunden ist.

Mit jeder Stunde, die kommt, und mit jedem neuen Tag (…) spürst du immer deutlicher, wie du mehr Motivation und Energie entwickelst.

Ein inneres Gefühl in dir wird immer stärker (…) und du wirst immer motivierter, fokussierter und glücklicher.

Immer mehr Energie durchfließt deinen Körper (…). Vom Haaransatz bis in die Zehenspitzen breitet sich diese wohltuende Energie in dir aus.

Wie eine warme Welle durchströmt sie deinen gesamten Körper (…), jeden Tag mehr und mehr.

Du konzentrierst dich voll und ganz auf die wichtigen Dinge, die du erreichen möchtest. Du verspürst ein unglaubliches Verlangen, alles anzupacken, was du dir vorstellst (…), denn deine innere Motivation wird immer stärker und stärker.

Alles gelingt dir leicht (…), wie von allein entwickelt sich alles zum Positiven.

Du glaubst immer mehr an dich und deine Fähigkeiten (…). Deine Fähigkeiten rücken ab jetzt wieder mehr in den Vordergrund (…) und du schenkst ihnen wieder mehr Aufmerksamkeit.

Dadurch steigen auch dein Selbstbewusstsein und Selbstvertrauen (…) von Tag zu Tag. Du hast erkannt, wie viel Potenzial in dir steckt (…) und dass du alles erreichen kannst, wenn du es wirklich willst.

Du glaubst jetzt an dich (…). Denn alles, was du brauchst, um glücklich zu sein, ist bereits in dir vorhanden.

Du bist motivierter als jemals zuvor (…), all die Dinge anzupacken, die du dir wünschst (…). Denn du weißt, dass du jetzt alles erreichen kannst.

SCHRITT 5: AUSLEITUNG

Zum Abschluss deiner Hypnose kannst du dir nun eine der beiden folgenden Ausleitungen aussuchen. Prinzipiell kannst du deine Hypnose einfach in Schlaf übergehen lassen, wenn du dir sicher bist, dass du danach ohnehin im Bett bleiben kannst.

Wenn du deine Hypnose eher tagsüber in kurzen Pausen anhörst, empfehlen wir dir die Ausleitung „Hinauszählen". Du wirst dann am Ende des Textes wieder ganz im Hier und Jetzt angekommen sein. Eventuell benötigst du danach noch ein paar Minuten, damit die Energie in deinen Körper zurückkehrt. Das ist völlig normal. Falls du dich nach deiner Hypnose also etwas müde fühlen solltest, wirst du schnell bemerken, dass diese Müdigkeit üblicherweise schon sehr bald wieder verfliegt.

Probiere ruhig für dich aus, wann die Hypnose für dich am angenehmsten ist. Häufig ist am Abend im Bett der ideale Zeitpunkt. Wenn das auch bei dir der Fall ist, dann wählst du die Ausleitung „Schlaf" als Abschluss deiner Hypnose und du wirst bemerken, dass du am nächsten Tag voller Energie aufwachen wirst.

Achte darauf, dass du nicht sofort einschläfst, wenn die Hypnose eingeschaltet ist. Erfahrungsgemäß erzielst du die größten Erfolge, wenn sowohl dein Unterbewusstsein als auch dein Bewusstsein die Hypnose „mitbekommen". Dein Bewusstsein muss dabei aber keinesfalls die ganze Zeit aufmerksam zuhören. Es ist kein Problem, wenn die bewussten Gedanken auch teilweise abschweifen. Achte nur darauf, dass du die Hypnose im Wesentlichen auch bewusst wahrnimmst.

Hinauszählen

In dieser absoluten Ruhe und Gelassenheit (...) kannst du dir jetzt noch einen Augenblick nehmen, um zu spüren (...), dass du jetzt bereit bist, diesen neuen Weg zu gehen. Nimm einen Atemzug und fühle tief in dir drinnen (...), dass dich jetzt nichts und niemand mehr davon abhalten kann (...), dein Ziel zu erreichen.

Ich führe dich jetzt gleich (...) ganz sanft zurück ins Hier und Jetzt.

Sich bereit zu machen (...), zurückzukehren ist alles, was jetzt noch zu tun ist.

Gleich zähle ich für dich von 1 bis 5 (...) und bei der Zahl 5 angekommen (...), fühlst du dich richtig frisch und munter (...), völlig ausgeruht und aufgefüllt mit neuer Energie (...), die dir dabei helfen wird, dein Ziel zu erreichen.

1 (...) Alle Körperfunktionen passen sich perfekt für dich an (...). Der Kreislauf kommt wieder richtig in Schwung (...). Dein ganzer Körper wird optimal durchblutet und du fühlst dich völlig ausgeruht und erholt.

2 (...) All die positiven Erlebnisse, die du in den letzten Minuten hattest (...), werden wunderbar tief in deinem Unterbewusstsein verankert (...). Denn dein Unterbewusstsein wird alle Anweisungen genauso ausführen, wie es gut für dich ist (...), und es startet damit schon jetzt.

3 (...) Mit jeder weiteren Hypnose (...) wird sich deine Entspannung immer weiter vertiefen und mit jedem Mal immer tiefer und tiefer werden.

4 (…) Die Lebenskraft ist in deinem Körper nun wieder deutlicher spürbar (…). Du kannst nun deine Arme und Beine bewegen und ausstrecken.

Alle positiven Erfahrungen werden jetzt gleich mitgenommen (…) ins Hier und Jetzt. Du machst dich bereit, gleich motivierter als jemals zuvor zurückzukommen.

5 (…) Du spürst, wie die Energie zurück in deinen Körper strömt, und du kannst dabei einmal tief durchatmen (…), kannst dich recken und strecken (…) und in deinem ganz eigenen Tempo (…) kannst du dann die Augen öffnen.

Du öffnest deine Augen (…), fühlst dich absolut frisch und munter. Jetzt bist du wieder zurück im Hier und Jetzt (…) und all die schönen Erfahrungen, die du jetzt sammeln konntest (…), sind tief in dir verankert und werden deine Zukunft positiv beeinflussen.

Schlaf

In dieser absoluten Ruhe und Gelassenheit (…) kannst du dir jetzt noch einen Augenblick nehmen, um zu spüren (…), dass du jetzt bereit bist, diesen neuen Weg zu gehen. Nimm einen Atemzug und fühle tief in dir drinnen (…), dass dich jetzt nichts und niemand mehr davon abhalten kann (…), dein Ziel zu erreichen.

Wenn du dieses Gefühl ganz deutlich wahrnimmst (…), können dein Bewusstsein und dein Unterbewusstsein (…) sich jetzt völlig ausruhen.

Dein Körper und dein Geist dürfen jetzt direkt in den Schlaf sinken (…), der dich morgen früh (…) völlig ausgeruht und erfrischt in den neuen Tag starten lassen wird.

Du erlaubst deinem Körper und deinem Geist jetzt (…), in wunderbaren Schlaf zu sinken (…) und wirst ganz wunderbar tief ein- und durchschlafen.

Morgen früh bist du dann voller neuer Energie und motivierter als jemals zuvor (...), deine Ziele zu erreichen.

Du sinkst jetzt in einen wunderbar tiefen und erholsamen Schlaf (...). Voller positiver Gedanken und Gefühle durchlebst du diese Nacht (...) und bist morgen früh motivierter, glücklicher und ausgeruhter als jemals zuvor.

Schlaf.

Ta-da! Deine Hypnose ist jetzt fertig – nun hast du zum ersten Mal deine eigene Hypnose zusammengestellt. Ein Grund, um stolz auf dich zu sein.

Gratulation, du bist jetzt deine eigene Hypnotiseurin beziehungsweise dein eigener Hypnotiseur!

Wer lange glücklich sein will,
muss sich oft genug verändern.

[Konfuzius]

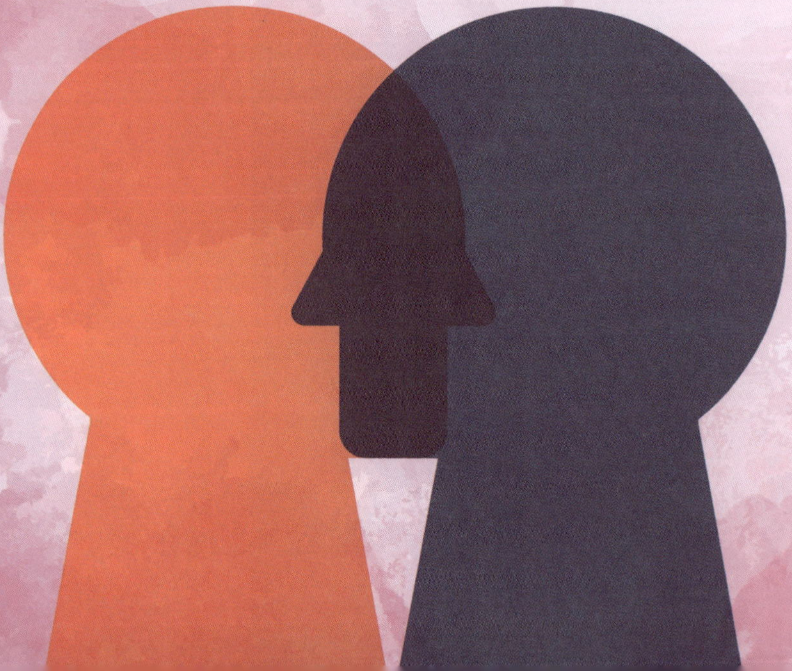

Gamechanger zum Glück: Die besten Tipps für ein sorgenfreies Leben

Glück – das ist etwas, was wohl jeder sein Eigen nennen möchte. Trotzdem scheint das Glück für viele von uns sehr weit weg zu sein, fast unerreichbar weit weg.

Wir finden, dass Glücklichsein ein unverzichtbarer Aspekt in unserem Leben ist – und manchmal ist der Weg zum Glück kürzer als gedacht.

In diesem Kapitel haben wir jetzt noch etwas Besonderes für dich. All die folgenden Tipps und Ratschläge sind für uns zusätzliche Hilfsmittel, um ein rundum glückliches Leben zu führen.

Wir haben sie im Laufe der Zeit, in der wir uns intensiv mit dem menschlichen Unterbewusstsein auseinandergesetzt haben, nach und nach angesammelt und dazu Jahre benötigt.

Jeder einzelne dieser Punkte hat die Kraft, für dich ein Gamechanger zu sein, und du kannst sie hier jetzt alle geballt nach und nach durchgehen und verinnerlichen!

Wir laden dich herzlich ein, die folgenden Ratschläge einen nach dem anderen in dein Leben zu integrieren.

Versuche, nicht alles auf einmal zu machen, aber bleibe stetig daran, setze einen nach dem anderen um und du wirst sehen, wie positiv dein Leben sich verändert.

Viel Spaß dabei!

Definiere deine Ziele!

Erstelle eine Liste für dich, in der du die Ziele für die nächste Woche, den nächsten Monat, das nächste Jahr oder die nächsten zehn Jahre schriftlich festhältst. Allein dadurch erkennt dein Unterbewusstsein deutlich, welchen Weg du gehen möchtest, und kann dir helfen, diesen Weg leichter zu finden.

Wenn Ziele bereits erreicht wurden, setze dir neue. Freue dich über jedes Ziel, das du erreicht hast. Belohne dich für deine Erfolge und dann mach dich bereit, neue Ziele herauszufinden und festzuhalten.

Achte darauf, dass es nicht immer große Ziele sein müssen. Auch kleine Teilziele sind wichtig.

Übe dich in Geduld!

Vielleicht hast du den Spruch „Rom wurde auch nicht an einem Tag erbaut" schon einmal gehört. Natürlich wurde es das nicht. Genauso ist es auch mit großen Zielen, die nicht auf einmal realisiert werden können. Teile dir dein Ziel in kleine Schritte ein. Wenn du merkst, dass manche Ziele unerreichbar scheinen, dann versuche, deine Ziele in kleinere Etappen einzuteilen.

Es ist wichtig, innerlich daran glauben zu können, dass dein Ziel erreichbar ist. Deshalb gehe einen Schritt nach dem anderen und behalte deine kleinen und großen Ziele im Auge. Die Kunst liegt darin, fokussiert zu bleiben und mit etwas Geduld jeden kleinen Schritt zu tun, der nötig ist, um das Ziel zu erreichen. Denn mit vielen kleinen Schritten kann das ganz große Ziel real werden.

Beende den Stillstand!

Natürlich darf es Zeiten geben, in denen du einfach einmal nichts tust. Diese Zeiten kannst du aber auch gleich für dich nutzen, indem du vielleicht dein Ziel, dir selbst etwas Gutes zu tun, wiederentdeckst. Du bist möglicherweise gern im Wald und hattest schon ewig nicht mehr Zeit dafür? Du gehst gerne morgens laufen und schaffst es zurzeit einfach nicht? Du liebst gutes Essen, willst aber nicht für dich allein kochen? Oder du magst es, bei klassischer Musik in der Badewanne zu liegen? Jetzt ist der richtige Zeitpunkt dafür gekommen. Du selbst bist der wichtigste Mensch in deinem Leben. Behandle dich auch so und tu dir selbst etwas Gutes!

Wenn du merkst, dass du wieder genug Energie hast, starte voller Elan in dein neues Herzensprojekt.

Sei dankbar für alles, was du hast!

Dankbarkeit ist ein wesentlicher Bestandteil eines glücklichen und erfüllten Lebens. Es ist ein kleines Wort mit so viel Bedeutung. Dankbarkeit entsteht aus einem Gefühl der Liebe heraus und ist deshalb für deinen Körper und deine Seele unglaublich wichtig.

Vielleicht möchtest du damit beginnen, ein Dankbarkeitstagebuch zu führen, in dem du täglich festhältst, warum du heute besonders dankbar sein kannst. Dadurch lenkst du deine Gedanken bewusst auf das Positive im Leben und du wirst schon nach kurzer Zeit die Veränderungen in dir wahrnehmen. Probiere es aus! Nimm dir vor, zwei Monate lang täglich ein paar Dinge aufzuschreiben, für die du dankbar bist, und beobachte, was geschieht. Das ist der erste Schritt in ein Leben voller Glück.

Sei zufrieden mit dem, was ist!

Wenn wir einmal ganz ehrlich sind, werden wir uns einig sein, dass es uns im Großen und Ganzen doch eigentlich ziemlich gut geht, oder? In den meisten europäischen Ländern – und gerade bei uns im deutschsprachigen Raum – gibt es Sozialsysteme, von denen ein Großteil der weltweiten Bevölkerung nur träumen kann.

Wie kann es dann aber sein, dass es auch bei uns, obwohl wir doch scheinbar alles haben, was zum Leben benötigt wird, so viele Menschen gibt, die trotzdem so unglücklich sind?

Oft werden wir schon als Kind darauf ausgerichtet, primär das zu sehen, was falsch ist. Viele von uns fokussieren sich ihr Leben lang immerzu auf all das, was gerade nicht passt. Auf die Dauer schädigt uns das enorm.

Versuche deshalb einmal, dir bewusst zu machen, dass du im Paradies lebst. Sehr viele von uns können fast alles kaufen, was sie möchten, die allermeisten haben ein Dach über dem Kopf, und wenn du gesund bist und Menschen hast, denen du wichtig bist, dann hast du den absoluten Jackpot geknackt! Das Leben, das so viele von uns führen können, ist für einen großen Teil der Welt die Vorstellung vom Paradies. Genieße das Paradies!

Sei dir selbst darüber im Klaren, wie viel du schon für dein Ziel getan hast!

Erkenne an, was du alles tust, um deine Ziele zu erreichen. Jede Reise beginnt mit einem einzigen Schritt. Jeder Schritt ist wichtig. Belohne dich selbst und erkenne an, dass du dich schon auf deinen Weg gemacht hast!

Dies ist spätestens der Fall, seitdem du damit begonnen hast, dieses Buch zu lesen.

Entdecke die Freude darüber, wie nah du deinem Ziel bist!

Spür in dich hinein und schau, was die letzten fünf Jahre in deinem Leben geschehen ist. Vielleicht denkst du auch darüber nach, was im letzten Jahr alles passiert ist. Schau dir diese Veränderung an und überprüfe, ob sie dir gefällt.

Wenn dem nicht so sein sollte, hast du jederzeit die Möglichkeit, deinen Kurs zu korrigieren. Du bist kein Baum, du kannst dich bewegen. Also ändere deine Entscheidungen immer dann, wenn sie dir nicht mehr dienlich sind.

Freue dich über jeden Schritt, mit dem du deinem Ziel näherkommst!

Visualisiere einen positiven Abschluss!

Stell dir vor, wie dein Leben ist, wenn es für dich perfekt ist. Diese Übung solltest du dir als fixes Ritual jeden Abend einplanen. Denn dein Unterbewusstsein schläft nicht und verarbeitet die Gedanken, die du vor dem Schlafen hast, nachts intensiv weiter. Stell dir vor, wie du dein Ziel erreichst, und dann lass dein Unterbewusstsein für dich arbeiten.

Begib dich aus der Komfortzone!

Über sich hinauszuwachsen und etwas völlig Neues zu versuchen, sollte ein neues Motto für dich werden.

Das ist ein Tipp, der zwar leicht umsetzbar klingt, aber für viele so schwer ist. Die meisten Menschen machen neue Dinge ungern und hören irgendwann im jungen Erwachsenenalter auf, sich neuen Herausforderungen zu stellen.

Entscheide dich, nicht zu diesen Menschen zu gehören, und mach jeden Tag etwas, was du davor noch nie getan hast. Wie wäre es, wenn du heute einem Fremden ein Kompliment auf der Straße machst oder unter der Dusche einfach einmal anfängst, laut zu singen? Starte heute damit! Denn dein Gehirn kann lernen, neue Situationen als positiv wahrzunehmen.

Tue Dinge, die Spaß machen!

Du bist auf der Welt, um glücklich zu sein. Also sei glücklich! Vielleicht machst du dir einmal eine Liste von Dingen, die dich glücklich machen? Triff die Entscheidung, mindestens einmal täglich etwas zu tun, was dir Spaß macht – wie im Auto laut mitzusingen, Sport zu machen, dich mit Freunden zu treffen oder jemandem etwas Gutes zu tun. Finde heraus, was dir Spaß macht, und dann tu es!

Gönn dir selbst etwas Gutes!

Du bist einzigartig und du bist wunderbar. Du bist ein Geschenk für alle Menschen um dich herum. Du darfst dich also jederzeit selbst belohnen und brauchst dazu keinen bestimmten Grund. Zeig dir selbst, wie wichtig du bist!

Spare, um dir einen Wunsch zu erfüllen!

Vielleicht kann es für dich sinnvoll sein, ein separates Konto anzulegen, auf das du einen kleinen Teil deiner Einnahmen fließen lässt. Alles Geld auf diesem Konto wird nur verwendet, um dir selbst große und kleine Wünsche zu erfüllen.

Genieße die frische Luft und die schöne Natur!

Mindestens einmal täglich solltest du dir die Zeit nehmen, die dein Körper und dein Geist benötigen, um ein paar tiefe Atemzüge an der frischen Luft zu machen. Atme ein paar Mal tief ein und genieße die Glücksgefühle, die dabei deinen Körper durchströmen. Mach es einfach und schau, wie gut es sich anfühlt!

Motiviere dich für Bewegung und Sport!

Bewegung und Sport sind für unseren Körper wichtig. Mach aber nicht den Fehler, deinen Körper zu überfordern. Gehe kleine Schritte und finde einen Sport, der dir Spaß macht. Ein gesunder Geist wohnt in einem gesunden Körper.

Biete anderen Menschen deine Hilfe an!

Etwas Gutes für andere zu tun, kann dein Leben so viel schöner machen. Wie wäre es mit einer guten Tat täglich? Diesen Gedanken hast du bestimmt schon einmal gehört. Aber wusstest du, dass es auch dir selbst nützt, anderen Menschen etwas Gutes zu tun? Unser Glückszentrum wird dadurch aktiviert und wir fühlen uns automatisch glücklicher. Vielleicht findest du einen Weg, diesen Vorsatz umzusetzen.

Starte doch damit, einmal pro Woche einem anderen etwas Gutes zu tun, und steigere dich!

Nimm aktiv am Leben teil!

Natürlich kann es schön sein, einmal nichts zu tun und einfach nur zu entspannen. Achte aber darauf, dass sich Entspannung und Aktivitäten die Waage halten. Denn wir Menschen sind Gesellschaftstiere, es tut uns gut, soziale Kontakte zu pflegen und aktiv zu sein.

Vielleicht wolltest du schon lange Mitglied in einem Verein sein oder du wolltest schon lange einmal wöchentlich an einem Spieleabend teilnehmen? Dann triff die Entscheidung und melde dich zu einer Schnupperstunde an.

Tägliches Lachen erschafft ein harmonisches Wohlbefinden und wirkt sich stark auf den Gemütszustand aus. Es fördert das Immunsystem und stärkt die geistige Gesundheit. Nachgewiesenermaßen wirkt Lachen wie ein natürliches Antidepressivum.[30] Also lache, soviel du nur kannst, und zwar selbst dann, wenn du im Moment in einer schwierigen Situation steckst, in der dir absolut nicht zum Lachen zumute ist. Lache trotzdem oder gerade deswegen. Selbst wenn das Lachen am Anfang nicht echt ist und du dich dabei vollkommen unwohl fühlst, bewirkt es viel in deinem Inneren. Dein Gehirn unterscheidet nicht, ob das Lachen „echt“ oder „unecht“ ist, und genau deshalb schüttet der Körper Endorphine aus. Augenblicklich wirst du merken, wie du dich besser fühlst.

---

[30] S. Leitner, Michael: „Warum Lachen so gesund ist“, in: Gesund.at, http://www.gesund.at/psyche/lachen-koerper-weltlachtag/ [17.11.2022].

Wenn es dir sehr schwerfällt zu lachen, dann versuche es vielleicht mit Lach-Yoga. Das hilft bestimmt.

Tägliches Lachen, auch wenn es zunächst nicht echt ist, wird nach einiger Zeit echt und macht glücklich, es wirkt stimmungsaufhellend.

Sich vom Lachen anderer anstecken zu lassen, ist ein völlig natürlicher Prozess. Es ist sehr förderlich für dich.

Ein paar Minuten Lachen am Tag verbessert das Wohlbefinden, hebt die Laune und motiviert dich dazu, es dir einfach gut gehen zu lassen. Warum eigentlich nicht? Es hat nur Vorteile zu lachen. Finde heraus, was sich bei dir dadurch verändert. Du hast dabei nichts zu verlieren.

Verschaffe dir eine Übersicht!

Manchmal kann es hilfreich sein, verschiedenste Lebensbereiche zu ordnen beziehungsweise sich eine Übersicht zu verschaffen.

Wenn es in deinem Leben Dinge gibt, die du schon lange vor dir herschiebst, dann entscheide dich, diese Dinge anzupacken. Mach dir eine Übersicht, was zu tun ist und wann du es tun möchtest. Allein dadurch wirst du dich erleichtert fühlen.

Mach dir Gedanken darüber, was du möchtest!

Stell dir vor, du steigst in ein Auto, doch du weißt nicht, wo du hinfahren möchtest. Du kannst einmal um deine Siedlung fahren, kannst ins nächste Dorf oder die nächste Stadt fahren oder vielleicht auf einen Berg hinauf. Du wirst vermutlich nirgendwo ankommen. Denn du weißt nicht, was du möchtest.

Wenn du aber entschieden hast, auf einem Berg ankommen zu wollen, kann die Straße dorthin schwierig sein. Vielleicht gerätst du sogar in eine Umleitung. Aber du wirst früher oder später auf einem Berg ankommen.

Finde also heraus, was du möchtest, damit sich danach der Weg zu deinem Ziel finden kann.

Überlege, was dich davon abhält, deine Ziele umzusetzen!

Hast du schon einmal darüber nachgedacht, warum du manche Ziele schon so lange hast und sie noch nicht erreicht hast? Wir können dir sagen, dass der Grund dafür einzig und allein du bist. Du kannst alles erreichen in deinem Leben. Du musst nur die nötigen Schritte zu deinem Ziel gehen.

Finde heraus, ob vielleicht noch nicht der richtige Zeitpunkt gekommen ist oder ob du den Weg bis zu deinem Ziel einfach nicht gehen möchtest. Dann entscheide, ob du dieses Ziel überhaupt erreichen möchtest oder ob dir vielleicht etwas anderes wichtiger ist.

Mach dir Gedanken, wie du deine Ziele erreichst, und finde eine Lösung!

Schreib auf, welche Wege es geben kann, um dein Ziel zu erreichen. Das bedeutet nicht, dass einer dieser Wege dein Weg sein muss. Aber finde heraus, welche Wege es geben kann. So kannst du sehen, ob du die Möglichkeit hast, einen dieser Wege zu gehen. Schreib auch alle Wege auf, die dir im ersten Moment vielleicht völlig abwegig oder verrückt vorkommen.

Probiere verschiedene Optionen aus!

Überlege, ob es für deine Lage verschiedene Optionen gibt, und entscheide dich immer wieder aufs Neue, ob dieser Weg immer noch Sinn für dich macht. Reflektiere dich selbst, damit du früher oder später dort ankommst, wo du hinmöchtest.

Sprich mit Freunden über deine Pläne!

Oftmals fühlen wir uns allein gelassen und so, als könnten wir etwas niemals schaffen. Vielleicht liegt es aber auch nur daran, dass du niemandem erzählt hast, was du erreichen möchtest, und dir dadurch auch niemand dabei helfen beziehungsweise dich unterstützen kann.

Vielleicht gibt es in deinem Umfeld jemanden, der genau richtig ist, um dir bei deinem nächsten Schritt zu helfen. Finde es heraus und sprich über deine Ziele. Deine Freunde und Bekannten wollen dir helfen und diese Hilfe darfst du annehmen.

Fasse Vertrauen in dich und das Leben!

Eine positive Einstellung zu den Dingen, die dir wichtig sind, ist äußerst relevant. Diese Dinge benötigen deine Aufmerksamkeit, fördere alles, was dir wichtig ist, damit das Ziel Realität werden kann. Vertraue darauf, dass das Leben das Beste für dich bereithält und dich damit belohnen wird.

Glaube an dich und sei bereit, Veränderungen so anzunehmen, wie sie sind. Sieh jede Veränderung als etwas Positives an, denn nur so kann sich etwas Erstrebenswertes für dich entwickeln und einen frischen Wind in dein Leben bringen. Wichtig ist nur, dass du Vertrauen entwickelst, Veränderungen oder generell Neues als etwas Positives zu sehen.

Trainiere, positiv zu denken!

Lass deine Wünsche und Ziele ganz groß werden, größer als deine Vorstellungskraft, denn das Erreichen unserer Ziele hängt stark von der Beschaffenheit unserer Gedanken ab.

Das heißt: Nur weil du bis jetzt Schwierigkeiten dabei hattest, deine Ziele zu erreichen, bedeutet das noch lange nicht, dass dies so bleiben muss. Versuche, neue Herangehensweisen umzusetzen. Sei neugierig und schau, was sich fernab des Tellerrandes befindet. Finde den Weg heraus aus der Komfortzone und schau, was diese Welt dir noch bieten könnte.

Den Blickwinkel zu verändern, lässt einiges leichter erscheinen und bietet dir ganz neue Möglichkeiten. Du darfst mehr vom Leben erwarten und musst dich nicht länger mit weniger zufriedengeben. Deinen eigenen Horizont zu erweitern, kann dir nur Vorteile bringen. Probiere es aus!

Eine positive Einstellung zu haben, erschafft positive Gedanken – logisch! Wichtige erste Schritte sind das Visualisieren deiner Wünsche und Ziele. Das Schönste dabei ist, die Erfüllung zu spüren, dass es tatsächlich gelingt und sich die Wünsche erfüllen. Dabei entwickelt sich ganz eigendynamisch das starke Gefühl, sich nicht abhalten zu lassen, wenn es sich gut und richtig anfühlt. Es beschreibt ganz deutlich, wie der ideale Verlauf sein sollte.

Natürlich machen wir viele der genannten Dinge nicht, auch wenn wir vielleicht schon einmal gehört haben, dass es besser wäre, die eigenen Ziele zu visualisieren. Wir wissen meistens auch, dass positive Gedanken besser sind als negative.

Doch warum verhalten wir uns nicht anders? Weil wir unsere alten Gewohnheiten gespeichert haben.

Du musst in dir die Entscheidung treffen, diese alten Gewohnheiten verändern zu wollen, und dann mit viel Geduld Schritt für Schritt bis zu deinem Ziel gehen.

Positives Denken verändert das Leben und zieht nach und nach mehr Gutes in dein Leben. Erfreue dich daran. Trainiere dir an, positiv zu denken, um glücklich zu sein, um mehr Kraft, mehr Energie und Lebensfreude zu haben.

Ändere deine Gedanken!

Wenn man bedenkt, wie viele unserer Gedanken negativ sind, ist es kein Wunder, dass wir immer unglücklicher und unzufriedener werden. Die Kräfte schwinden und unsere durchaus mühevoll gesteckten Ziele verblassen in der Ferne immer mehr, bis sie sich völlig aufgelöst haben.

Ändere also deine Gedanken!

Am Anfang ist es am anspruchsvollsten, seine Gedanken zum Positiven zu wenden. Doch wie wir wissen, können wir Menschen unser Gehirn sehr gut trainieren. Mit genügend Ausdauer und Geduld kann es zu einem Leichten für dich werden, eine Kehrtwende deiner Gedanken einzuleiten, um das Leben von der Sonnenseite aus zu genießen.

Ernähre deinen Körper und deinen Geist gesund!

An dieser Stelle soll es nicht darum gehen herauszufinden, wie gesunde Ernährung richtig funktioniert. Trotzdem sei erwähnt, dass eine gesunde und ausgewogene Ernährung selbstverständlich eine sehr wichtige Rolle für den Körper spielt.

Wir sind eine Einheit aus Körper und Geist. Kein Aspekt dieses Gespanns sollte vernachlässigt werden. Mit Hilfe von Meditationen, Hypnosen und vielen anderen Wegen kannst du auf deinen Geist einwirken, doch auch auf deinen Körper solltest du achten. Betrachte ihn als Tempel. Er leistet tagtäglich so unglaubliche Dinge. Dein Körper ist ein Wunder und genauso solltest du ihn auch behandeln.

Achte genau darauf, was er braucht, denn dies ist bei jedem Menschen individuell. Nimm dir die Zeit herauszufinden, welche Dinge es sind, die dir und deinem Körper guttun.

Erweitere deine Gedanken und lasse sie groß werden!

Wer seinen Gedanken mehr Raum und Freiheit gibt, kann auch größere Erfolge damit erzielen.

Wenn du beginnst, dich mit dir selbst auseinanderzusetzen und darüber nachzudenken, was du wirklich möchtest, dann sind es meist nicht die materiellen Dinge, sondern die Emotionen, die wir uns sehnlichst wünschen. Es ist meist etwas auf der Gefühlsebene, das in unserem Leben fehlt, wie Anerkennung und Wertschätzung, eine funktionierende Beziehung zu Menschen in unserem näheren Umfeld, Liebe oder Freude.

Mach dir also ernsthafte Gedanken darüber, was du dir wirklich wünschst.

Behalte immer mehr Träume in deiner Seele, als die Wirklichkeit zerstören kann.

[Indianische Weisheit]

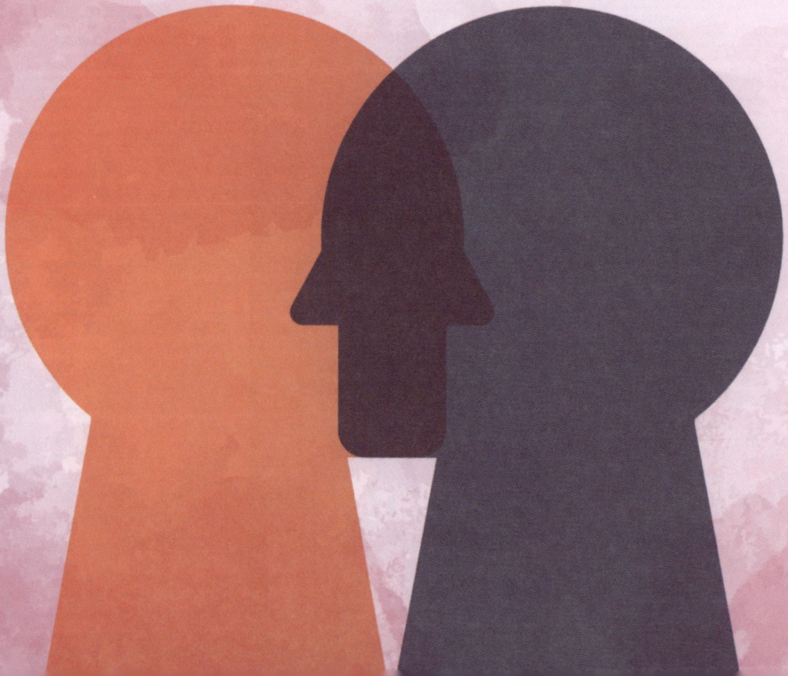

Die Macht der Affirmationen: Wie Kraftsätze dein Leben verändern

Positive Gedanken können dein Leben verändern! Wie wir die Kraft bewusst formulierter positiver Gedanken zu unserem Vorteil nutzen können, kannst du auf den folgenden Seiten gleich selbst herausfinden.

Du findest in diesem Kapitel eine große Auswahl an motivierenden und kraftgebenden Affirmationen. Affirmationen sind bewusst formulierte positive Gedanken, die in Sätze gefasst von deinem Unterbewusstsein besonders einfach und schnell aufgenommen werden können. Sie können dir helfen, deine Ziele einfacher zu erreichen und deinem Unterbewusstsein viele positive Inputs mitzugeben.

Unser Tipp: Je treffender die Affirmation für dich ist, die das aussagt, was du dir wünschst, desto leichter wird sie von deinem Unterbewusstsein angenommen.

Du kannst die Affirmationen folgendermaßen verwenden: Suche dir zuerst einige Sätze aus, die dich jetzt gerade besonders ansprechen. Schreibe diese Sätze danach selbst auf. Nimm pro Satz ein eigenes kleines Zettelchen. Gestalte diese Zettelchen ruhig nach deinen individuellen Vorlieben.

Anschließend kannst du diese Kraftkärtchen beliebig in deiner Wohnung oder deinem Haus verteilen. Du kannst sie in Augenhöhe aufhängen oder sie irgendwo hinlegen, wo sie dir besonders häufig ins Auge fallen.

Versuche, deine Kraftsätze täglich so oft wie möglich bewusst und unbewusst durchzulesen. Dein Unterbewusstsein nimmt dauerhaft alles um dich herum wahr. Es wird also auch die häufigen positiven Inputs wahrnehmen und in deinem Gehirn verarbeiten. Nach circa 30 bis 90 Tagen werden diese Sätze verinnerlicht und werden so, ohne dass es dir bewusst ist, zu deiner persönlichen Wahrheit.

Dass unsere Gedanken sehr viel Kraft besitzen und uns in allen Bereichen sehr stark beeinflussen, hast du im Laufe dieses Buches schon mehrere Male gehört. Jeder von uns hat die Möglichkeit, seine Gedanken steuern zu können. Wir können bewusst Einfluss darauf nehmen. Vielleicht hast du dir schon einen Weg ausgesucht, den du umsetzen möchtest. Nutze dein durch dieses Buch neu erworbenes Wissen für dich.

Eine tolle zusätzliche Option kann die Arbeit mit deinen Lieblingskraftsätzen für dich sein. Probiere es aus!

Natürlich kannst du die in diesem Kapitel vorgestellten Sätze auch dazu verwenden, dir eine eigene Hypnose zu erstellen. Es gibt dabei keinen falschen Weg.

Wenn du möchtest, kannst du auch jeden Tag mit geschlossenen Augen die Liste von Kraftsätzen öffnen und deine Finger blind bei einem Satz zum Stehen kommen lassen. Diesen Satz kannst du dir dann morgens einfach fünf Minuten lang im Geist aufsagen, um so gut in den neuen Tag zu starten.

Eine weitere Möglichkeit wäre es, die Affirmationen auszudrucken und auszuschneiden. So kannst du dir jeden Tag einen neuen Kraftsatz herausziehen und diesen zum Motto deines Tages machen.

Ganz egal, für was du dich entscheidest: Wir wünschen dir viel Spaß mit den folgenden Affirmationen!

- All meine Herzenswünsche gehen in Erfüllung!
- Meine Lebensfreude ist unaufhaltsam und stark!
- Erfolg fühlt sich von mir angezogen und kommt auf einfachem Weg zu mir!
- Ich vertraue mir und gebe mich meinen Gefühlen hin!
- Alles, was ich mir vorgenommen habe, setze ich in die Realität um!
- Ich fühle Hingabe für die Dinge, die ich gerne tue!
- Mein Herz ist voller Liebe und Freude!
- Ich lebe bewusst mein Leben und habe Spaß!
- Alles, was ich beginne, wird ein Erfolg!
- Ich liebe meine Persönlichkeit!
- Ich bin dankbar für all das Gute in meinem Leben!
- Alles, was ich mir vorstellen kann, werde ich auch erreichen!
- Jeder neue Tag spendet mir Hoffnung und Freude, ich bin zufrieden mit mir!
- Ich liebe, was ich tue, denn es kommt von Herzen!
- Meine Lebensfreude bereichert mein Leben!
- Glück fühlt sich von mir angezogen und kommt in mein Leben!
- Alle gesetzten Ziele beginne ich jetzt umzusetzen!
- Ich folge all dem, was sich richtig anfühlt!
- Meine innere Mitte ist vollkommen in Balance!
- Ich erkenne in allem die schönen Dinge!
- Glück begleitet mich auf all meinen Wegen!
- Gesundheit fühlt sich von mir angezogen und kommt völlig mühelos zu mir!

- Ich fühle mich so gut wie schon lange nicht mehr und sprühe nur so vor Leidenschaft!
- Mein Herz ist voller Freude!
- Ich erfreue mich bester Gesundheit!
- Glücklich sein steht mir zu, ich ziehe es an!
- Ich bin ein Erfolgsmagnet!
- Alles an mir ist schön!
- Reichtum jeglicher Art kommt ganz mühelos in mein Leben!
- Ich bin es wert, geliebt zu werden!
- Mein Leben ist schön!
- Ich bin voller Liebe und Glück!
- Mir geht es gut und ich fühle mich fantastisch!
- Ich bin eine Bereicherung für diese Welt!
- Mein Leben erfüllt mich mit Freude!
- Ich habe eine positive Ausstrahlung!
- Mein Weg ist voller Glück!
- Ich ziehe alles Gute in mein Leben!
- Liebe begleitet meinen Weg!
- Ich liebe mich!
- Zufriedenheit und Gesundheit sind stets an meiner Seite!
- Ich bin ein wundervoller Mensch!
- Glück und Freude begleiten meinen Weg!
- Ich fühle mich entspannt und gelassen!
- In mir ist so viel Zufriedenheit und Freude!
- Meine Zuversicht ist grenzenlos!
- Die Stärke in mir wird immer kraftvoller!
- Ich bin wertvoll und sympathisch!
- Ruhe und Gelassenheit erfüllen mein Leben!
- Alles an mir ist wunderbar!
- Ich bin gut genug für mich und all die anderen!

- Alles läuft wunderbar und wird erfolgreich!
- Die Liebe in mir lässt mich wachsen!
- Ich bin innerlich total ausgeglichen und genieße die Ruhe!
- All die Dinge, die mir wichtig sind, gehe ich jetzt an!
- Ich liebe all die schönen Dinge in meinem Leben!
- Mein schönes Lächeln verbreitet gute Laune!
- Ruhe und Stille sind tief in mir verankert!
- Ich werde verstanden und geliebt!
- Auf meine Familie kann ich mich immer verlassen!
- Ich bin umgeben von lieben Menschen!
- All das Wundervolle kommt in mein Leben!
- Jeden Morgen starte ich positiv in den Tag!
- Ich habe alles, was ich brauche!
- Meine gute Laune ist ansteckend und entzückend!
- Neue Pläne und Ziele bereichern mein Leben!
- Mein Leben ist gut strukturiert!
- Ich fühle mich vollkommen wohl!
- Voll mit guten Vorsätzen starte ich neue Projekte!
- Jeden Tag spüre ich Vitalität und Wohlbefinden!
- Gute Laune bringt mich bei allem voran, was ich mache!
- Ich bin der wichtigste Mensch in meinem Leben!
- Mein Leben ist in allerbester Ordnung!
- Ich spüre eine tiefgehende Ausgeglichenheit in mir!
- Ganz tief in mir fühle ich Wärme und Herzlichkeit!
- Ich lebe in absoluter Freiheit und spüre die Leichtigkeit!
- Jeden Morgen wache ich voller Freude und Motivation auf!
- Ich fühle die Erfüllung in meinem Leben!
- In mir sind viele Fähigkeiten, die jetzt zum Vorschein kommen!
- Das Leben inspiriert mich und ich probiere gerne Neues aus!
- Kraft und Energie durchströmen meinen Körper!

- Ich verwirkliche meine Herzenswünsche!
- Mein Leben ist wunderbar, ich genieße es in vollen Zügen!
- Ich vertraue darauf, dass das Beste in mein Leben kommt!
- Der Drang, mich selbst zu verwirklichen, verändert mein Leben absolut positiv!
- Ich lache viel und aus ganzem Herzen!
- Das Leben ist wertvoll und ich bin dankbar dafür!
- Die Selbstverwirklichung, mit der ich begonnen habe, erfüllt mich mit Stolz!
- Ich bin liebevoll und stark!
- Das Leben hält immer schöne Überraschungen für mich bereit!
- Ich bin bereit, alles Schöne in mein Leben zu lassen!
- Mein Lachen verbreitet gute Laune!
- Meine Stimmung ist wunderbar und steckt andere an!
- Ich mache, was mir Freude bereitet, und verschiebe nichts auf morgen!
- Fröhlichkeit begleitet mich Tag für Tag!
- Ich liebe das Leben und das Leben liebt mich!
- Mir widerfahren immer wieder schöne Ereignisse!
- Ich lebe ganz bewusst und genieße jeden einzelnen Tag!
- Alles, was für mich wichtig ist, kommt in mein Leben!
- Ich trage Freude im Herzen!
- Ganz wundervolle Menschen bereichern mein Leben!
- Ich bin im Leben angekommen!
- Immer mehr Positives tritt in mein Leben!
- Liebevolle Personen kommen in mein Leben!
- Ich vertraue mir und meinen Entscheidungen!
- Mein Vertrauen in andere stärkt und festigt mich!
- Ich trage Freude in die Welt hinaus!
- Meine gute Laune lässt mich strahlen!

- In mir erwachen völlig neue positive Gefühle!
- Ich vertraue mir und wachse dadurch!
- Der Glaube an mich stärkt mich!
- Mein Selbstbewusstsein wächst stetig!
- Ich gehe erfolgreich durchs Leben!
- Meine Gedanken sind voller Liebe!
- Die Zuneigung zu mir führt mich zum inneren Glück!
- Ich gehe liebevoll und respektvoll mit mir um!
- Die Selbstliebe in mir wächst von Tag zu Tag immer mehr heran!
- Ich bin froh und glücklich, weil ich gesund bin und es mir einfach gut geht!
- Mir gefallen meine gefühlvollen Seiten!
- Immer leichter gelingt es mir, mich so zu akzeptieren, wie ich bin!
- Ich bin dankbar, weil ich eine großartige Persönlichkeit bin!
- Alles Positive ist in meinem Leben herzlich willkommen!
- Ich bin so stolz, weil ich alles erreicht habe, was ich mir vorgenommen habe!
- Jeden Tag geschieht etwas Schönes, über das ich mich freuen kann!
- Ich kann alles Positive ganz intensiv wahrnehmen!
- Die Liebe zu mir ist grenzenlos und diese Liebe teile ich gerne mit anderen!
- Ich sprudle nur so voller großartiger Ideen!
- Die tiefe Verbundenheit zu mir selbst kann ich deutlich spüren!
- Ich fühle mich wohl in meinem Körper!
- Meine Wünsche verwirklichen sich!
- Die Erfüllung meiner Bedürfnisse macht mich glücklich!
- Ich stehe mit vollkommener Ausgeglichenheit neuen Herausforderungen gegenüber!
- Ich gehe völlig entspannt durchs Leben!

- Ich bleibe in stressigen Situationen absolut gelassen!
- Mir macht es großen Spaß zu sehen, wie sich alles so positiv für mich fügt!
- Geduldig und in Vertrauen nehme ich alle Geschenke des Lebens an!
- Strahlend gehe ich mit Zuversicht neue Dinge an!
- Meine positive Ausstrahlung ist anziehend und einzigartig!
- Ich bin wunderschön und so vielseitig!
- Mir fallen viele schöne Überraschungen in den Schoß!
- Einfach so widerfahren mir wunderbare Dinge!
- Meine innere Einstellung ist durch und durch positiv!
- Ich freue mich über den Erfolg anderer!
- Auf mich ist absolut Verlass!
- Meine Ausstrahlung ist freundlich und herzlich!
- Ich halte mein Wort!
- Mir fällt es so leicht, ganz unbeschwert den Tag zu genießen!
- Für mich ist es ganz leicht, zu meiner Meinung und meinen Entscheidungen zu stehen!
- Meine Versprechen halte ich ganz mühelos!
- Ich spüre meine innere Schönheit!
- Meinen Mitmenschen trete ich freundlich gegenüber!
- Willenskraft ist eine meiner stärksten Eigenschaften!
- Meine Ehrlichkeit ist bemerkenswert!
- Ich blühe vollkommen auf, bin richtig glücklich!
- Mein Inneres fühlt sich so wunderbar an!
- Ich freue mich über den Erfolg meiner Mitmenschen!
- Für mich hält das Leben ganz besonders schöne Ereignisse bereit!
- Mein Wohlbefinden stärkt sich von Tag zu Tag immer mehr!
- Ich bin vollkommen positiv gestimmt!
- Meine positive Ausstrahlung zieht wunderbare Menschen in mein Leben!

- Auf meine persönlichen Fähigkeiten lege ich viel Wert!
- Ich bin mir wichtig!
- Immer mehr Lebensenergie durchströmt meinen Körper!
- Meine Liebsten achten und schätzen mich, weil ich bin, wie ich bin!
- Ich bin offen und bereit, Neues zu entdecken!
- Die Lebenskraft in mir wird immer stärker spürbar!
- Mir fällt es leicht, mit anderen Menschen in Kontakt zu kommen!
- Ich liebe mich, weil ich so bin, wie ich bin!
- Für mich hält die Zukunft Fabelhaftes bereit, auf das ich mich freue!

*An den Scheidewegen des Lebens
stehen keine Wegweiser.*

[Charlie Chaplin]

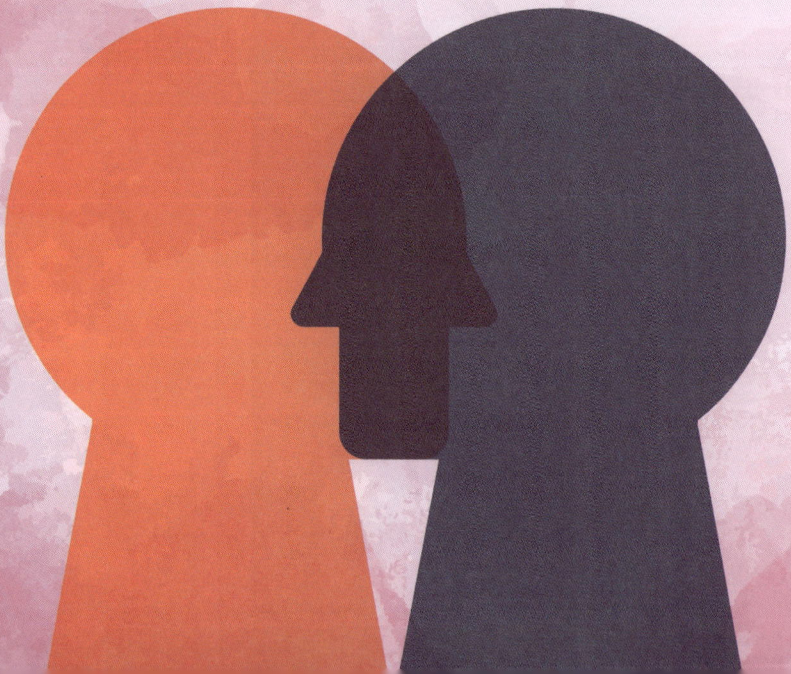

Schlusswort

Liebe Leserin, lieber Leser,

Ein herzliches Dankeschön, dass du dich für dieses Buch entschieden hast.

Wir hoffen sehr, du konntest aus der Lektüre etwas mitnehmen, was dein Leben schöner und vor allem einfacher machen wird.

Sei es dir selbst wert, mit Hilfe dieses Buches einen Weg zu finden, mehr über dich zu erfahren und es wirklich sinnvoll zu nutzen.

Natürlich liegt all das jetzt in deinen Händen. Vergiss dabei nie, dass du selbst der Schöpfer deines eigenen Universums bist. Die Macht dazu liegt in dir. Du selbst erschaffst deine Realität und diese Realität kannst du mit Hilfe dieses Buches genau so erschaffen, wie du sie dir schon immer gewünscht hast. Warte also nicht länger und beginne noch heute damit, deine neue Zukunft zu kreieren!

Wir wünschen dir von ganzem Herzen, dass du deine Zukunft nach deinen eigenen Wünschen und Bedürfnissen erschaffst und dass du die Erfahrungen in deinem Leben machst, die du möchtest. Am Ende deines Lebens solltest du zurückblicken und aufrichtig sagen können, dass es genau das Leben war, das du dir gewünscht hast.

In diesem Sinne senden wir dir aus tiefsten Herzen viel Energie, damit der Start in dein neues Leben ganz einfach gelingt.

Deine Alexandra & Klaudia

Literaturverzeichnis

Ahlfeld, Benedikt; Strobl, Stefan: *Hypnose lernen – Praxishandbuch. Tiefe Trance, Selbsthypnose, Blitzhypnose und die sichere Anwendung im Alltag*. Norderstedt: Books on Demand, 2016.

Büttner, Jörg: Trance: *Scharlatane und Schamanen. Die Psychologie außergewöhnlicher Bewusstseinszustände*. Norderstedt: Books on Demand, 2001.

Cheng, Maria: „Operationen unter Hypnose werden immer mehr", in: WeLT.de, https://www.welt.de/gesundheit/article13553756/Operationen-unter-Hypnose-werden-immer-mehr.html [17.11.2022].

Faymonville, Marie-Elisabeth: „Hypnose in der Anästhesie", in: Hypnose – Zeitschrift für Hypnose und Hypnotherapie, Bd. 5 (2010), 111–120.

„Forschungsprojekte", in: Deutsche Gesellschaft für Hypnose und Hypnotherapie e. V., https://dgh-hypnose.de/forschungsprojekte [17.11.2022].

Haynes, John-Dylan: „Wo im menschlichen Gehirn ist das Bewusstsein lokalisiert?", in: Wissenschaft im Dialog, 2015, https://www.wissenschaft-im-dialog.de/projekte/wieso/artikel/beitrag/wo-im-menschlichen-gehirn-ist-das-bewusstsein-lokalisiert/ [17.11.2022].

„Hypnose als Alternative zur Narkose", in: NDR.de, https://www.ndr.de/ratgeber/gesundheit/Hypnose-als-Alternative-zur-Narkose,hypnose178.html [17.11.2022].

„In Trance: Wach-OP bei Hirntumor", in: Rhön-Klinikum AG, https://www.rhoen-klinikum-ag.com/presse/pressemeldungen/news/article/in-trance-wach-op-bei-hirntumor.html [17.11.2022].

Kaffenberger, Marcel: „Unterbewusstsein“, https://www.marcelkaffenberger.com/unterbewusstsein/amp [17.11.2022].

James, Tad; Flores, Lorraine; Schober, Jack: *Kompaktkurs Hypnose. Wie man Phänomene tiefer Trance hervorruft. Ein umfassender Leitfaden*. Übers. Theo Kierdorf u. Hildegard Höhr. 3. Aufl. Paderborn: Junfermann, 2017 [1. Aufl. 2001].

Kerényi, Karl: *Der göttliche Arzt. Studien über Asklepios und seine Kultstätte*. Basel: Ciba, 1948.

Leitner, Michael: „Warum Lachen so gesund ist“, in: Gesund.at, http://www.gesund.at/psyche/lachen-koerper-weltlachtag/ [17.11.2022].

Meinhold, Werner J.: *Das große Handbuch der Hypnose. Theorie und Praxis der Fremd- und Selbsthypnose*. 11. Aufl. Kulmbach: ML Verlag, 2015 [1. Aufl. Kreuzlingen: Ariston Verlag: 1980].

Mongan, Marie F.: *HypnoBirthing. Der natürliche Weg zu einer sicheren, sanften und leichten Geburt*. Übers. Claudia Mund, Björn Bordon. 6. Aufl. Murnau: Mankau, 2018 [1. Aufl. Deerfield Beach: Health Communications, Inc., 2005].

Revenstorf, Dirk: „Was passiert unter Hypnose und Trance im Gehirn?“, in: dasGehirn.info – der Kosmos im Kopf, https://www.dasgehirn.info/aktuell/frage-an-das-gehirn/was-passiert-unter-hypnose-im-gehirn [17.11.2022].

Schlicht, Irina: *Was quält mich, und wenn ja, warum? Faszinierende Geschichten aus der Hypnose-Therapie*. München: Arkana, 2011.

Tepperwein, Kurt: *Die hohe Schule der Hypnose. Fremdhypnose – Selbsthypnose*. Praktische Hilfe für jedermann. 3. Aufl. München: Wilhelm Heyne Verlag, 2015 [1. Aufl. 1977].

Viswesvaran, C.; Schmidt, F. L.: „A meta-analytic comparison of the effectiveness of smoking cessation methods“, in: Journal of Applied Psychology 77 (1992).

Weiterführende Literatur

Betz, Robert: *Dein Weg zur Selbstheilung. Mit Mut zur Veränderung deine Wahrheit leben.*

Bongratz, Bärbel; Bongratz, Walter: *Wie sie wirkt und wem sie hilft.*

Conen, Horst: *Ich fange jeden Tag neu an. Warum Optimisten besser leben.*

Erickson, Milton H.; Rossi, Ernest L.: *Aufbau – Beispiele – Forschung.*

Faith, Tom: *Instant-Hypnose. In 7 Tagen zum Realitätsverbieger.*

Govinda, Kalashatra; Long, Fei; Riegg, Armin: *Das große Buch der Energieheilung. Den Energiekörper verstehen und behandeln.*

Hay, Louse L.: *Du kannst es! Durch Gedankenkraft die Illusion der Begrenztheit überwinden.*

Herzig, Leoni*: Visualisierung. Mit der Kraft der Gedanken Zufriedenheit & Erfolg anziehen.*

Kaiser Rekkas, Agnes: *Vollmond am Strand. Hypnotische Sprache in 70 Tranceanleitungen.*

Peale, Norman Vincent: *Die Kraft des positiven Denkens.*

Robbins, Anthony: *Grenzenlose Energie. Das Power Prinzip. Wie Sie Ihre persönlichen Schwächen in positive Energie verwandeln.*

Schäfer, Bodo: *Die Gesetze der Gewinner. Erfolg und ein erfülltes Leben.*

Schwelger, Christian: *Der Hypnotherapeutische Werkzeugkasten. 55 Hypnotherapeutische Techniken. für gelungene Induktionen und Interventionen.*

Strelecky, John: *The Big Five for Life. Was wirklich zählt im Leben.*

Weh, Michael: *Magie der Hypnose. Ultrakurzzeittherapie für moderne „Wunderheiler".*